ちくま新書

出生前診断

西山深雪
Nishiyama Miyuki

1118

出生前診断【目次】

はじめに

出生前診断とは何か

いま、出生前診断が大きく変わろうとしています。2012年夏に「新型出生前《しゅっせいぜん》診断*」が始まると発表され、大きな反響を呼びました。妊婦さんの血液に含まれる胎児のDNAを分析して生まれつきの疾患（先天性疾患）の有無を調べるという、この新しい検査方法は、従来の検査方法とどう違うのでしょうか。

それを充分に理解するためには、まず出生前診断とは何かを知る必要があります。

出生前診断は広い意味では、妊娠中に実施される胎児の発育や異常の有無などを調べるすべての検査を含みます。いま、通常の妊婦健診で行われている超音波（エコー）検査や胎児心拍数モニタリングなども、広義の出生前診断に含まれます。

しかし、狭い意味では、遺伝学的検査が出生前診断と呼ばれてきました。これは胎児の発育や異常の有無を調べるだけでなく、先天性疾患、特に染色体の変化（染色体異常）や遺伝子レベルの変化（遺伝病）の有無を調べる検査です（以下、本書では出生前診断とは、遺伝学的検査のことを意味します）。

この狭義の出生前診断には、具体的には、まず羊水《ようすい》検査や絨毛《じゅうもう》検査があります。そして近年では、母体《ぼたい》血清《けっせい》マーカー検査や、胎児の首の後ろのむくみ（NT：Nuchal Translucency）の厚さを調べて特定の染色体異常の可能性を評価する超音波検査などが行われてきました。

このようななかで、2012年夏に新型出生前診断が発表されたのです。妊婦さんの血液で胎児の染色体の疾患が高い精度でわかるという、この新型出生前診断が出生前診断に加わったことで選択肢はさらに多様化しました（また、NTと採血を組み合わせる妊娠初期コンバインド検査も始まりました）。

＊新型出生前診断は、NIPT《エヌアイピーティー》（Non-Invasive Prenatal Testing）、非侵襲《ひしんしゅう》的出生前診断、母体血胎児染色体検査などの名称で呼ばれています。本書では原則として新型出生前診断と呼びます。
なお「出生前診断」の「出生前」をテレビなどでは「しゅっしょうまえ」、医療関係者は「しゅっ

せいぜん」と呼ぶことが多いのですが、文部科学省『学術用語集』の「遺伝学編」（増訂版）では後者、日本産科婦人科学会の『産科婦人科用語集』でも「しゅっせい（しゅっしょう）ぜん」とされていますので、本書も「しゅっせいぜん」と呼ぶこととします。

†出生前診断の分類

羊水検査や絨毛検査に加えて、母体血清マーカー検査や超音波検査（NT測定など）が登場し、さらに新型出生前診断が始まったわけですから、選択肢が多様化した分、妊婦さん一人ひとりが自分に合った適切な選択をすることが難しくなってきています。検査を受けるにせよ受けないにせよ、選択をするためにはこれらの検査がどういうものかを知っておく必要があるでしょう。

そこでまず、検査の分類を解説しておきましょう。分類法を知ることで、それぞれの検査の利点と欠点がわかるからです。

①非確定的検査と確定的検査――スクリーニング検査と診断の違い

出生前診断の検査方法は大きく、確定的検査と非確定的検査に分かれます。確定的検査を受けると、診断はほとんど確定します。たとえば羊水検査は確定的検査ですから、胎児の染色体異常が見つかった場合は、診断が確定します。

これに対し、母体血清マーカー検査や胎児の首の後ろのむくみ（NT）の厚さを調べる超音波検査、NT測定と採血を組み合わせる妊娠初期コンバインド検査は非確定的検査です。あくまで胎児が染色体異常にかかっている可能性が高いかどうかを評価する、すなわち「スクリーニングする」検査なのです。スクリーニング検査だけでは胎児の異常の有無を「診断する」ことはできないため、確定的検査が必要とされます。その意味で、新型出生前診断はじつは「診断」ではなく、非確定的検査による「スクリーニング検査」なのです。

②侵襲的検査と非侵襲的検査

出生前診断にはもう一つ、侵襲《しんしゅう》的検査と非侵襲的検査という分け方もあります。侵襲的検査とは、検査によって流産するリスクがあるもので、絨毛検査や羊水検査などがあります。

これに対し非侵襲的検査とは、検査による流産のリスクがほぼないもので、超音波検査や妊婦さんの採血でできる妊娠初期コンバインド検査や母体血清マーカー検査などがあります。

新型出生前診断は妊婦さんの採血で行う検査ですから、非侵襲的検査です。

すると、出生前診断は、このように分けられることになります。

絨毛検査・羊水検査——侵襲的検査かつ確定的検査（流産リスクがあるが診断は確定する）

母体血清マーカー検査・超音波検査・妊娠初期コンバインド検査・新型出生前診断——非侵襲的検査かつ非確定的検査（流産リスクはないが診断は確定しない）

流産のリスクを回避するために、まず非侵襲的な非確定的検査を行い、侵襲的な確定的検査の必要性を判断することになります（なお、その出生前診断が確定的検査か非確定的検査かは、その検査で対象とする胎児の疾患によって異なります。たとえば開放性神経管欠損症〈無脳症や二分脊椎など——74頁以降参照〉の診断では、非侵襲的検査の超音波検査は確定的検査になります）。

†代表的な検査方法

ここまで、代表的な検査方法として羊水検査、絨毛検査、母体血清マーカー検査、超音波検査、妊娠初期コンバインド検査、新型出生前診断をあげてきました。ここで、それらについて簡単に説明しておきましょう（詳しくは第2章以降で解説します）。

①羊水検査

妊娠15〜16週以降に羊水を採取して、羊水中に含まれている胎児の細胞を検査し、胎児に染色体異常があるかどうかを調べます（侵襲的・確定的な検査）。染色体異常だけではなくて、特定の遺伝病の有無を見るために遺伝子レベルの変化や酵素の変化を調べることもあります。

②絨毛検査

羊水検査と同様に、胎児に染色体異常があるかどうかを調べます（侵襲的・確定的な検査）。これも羊水検査と同じく、特定の遺伝病の有無を見るために遺伝子レベルの変化や酵素の変化を調べることがあります。羊水検査との違いは、妊娠10〜14週に胎盤の一部となる絨毛組織中に含まれている胎児の細胞を調べる点です。羊水検査よりも早期に検査結果を報告できる利点がありますが、技術的な難しさから日本では限られた施設のみで実施されています。日本の侵襲的・確定的な検査の99％は羊水検査です。

③母体血清マーカー検査

妊婦さんの血液中に含まれる成分を測定して、胎児がダウン症候群や18トリソミー（46頁以降参照）、開放性神経管欠損症（74頁以降参照）である確率を出す非侵襲的・非確定的検査です。侵襲的・確定的検査（羊水検査）の実施や、より正確な情報を得るための画像診断の必要性を判断するためのスクリーニング検査です。妊娠15週から受けることができます。

④超音波検査

超音波で胎児を見たときに、胎児の首の後ろのむくみ（NT）や静脈管血流量、心臓の三尖弁《さんせんべん》逆流、鼻骨低形成・無形成などがあった場合、胎児の染色体異常の可能性が高くなることが知られています。通常の妊婦健診で行われる超音波検査とは異なる、積極的に出生前診断を行う目的での超音波検査です。ですから、NT以外は妊婦健診で偶然に見つかるということは通常ありません。

⑤妊娠初期コンバインド検査

妊婦さんの血液中に含まれる成分と胎児の首の後ろのむくみ（NT）の値を組み合わせて、胎児がダウン症候群、18トリソミーである確率を出す非侵襲的・非確定的検査です。妊娠11週から13週に行う検査で、母体血清マーカー検査よりも早い時期に受けることができます。侵襲的・確定的検査（絨毛検査・羊水検査）の実施や、同じ非侵襲的・非確定的検査の中でも精度が高い新型出生前診断の必要性を判断するためのスクリーニング検査です。欧米諸国では2000年代半ばから行われています。

⑥新型出生前診断（NIPT）

妊婦さんの血液中に含まれる胎児のDNAを最新の医療技術を用いて検出して、胎児がダウン症候群、18トリソミー、13トリソミーであるかどうかを推測するものです。同じく非侵襲的な検査である、従来の採血による母体血清マーカー検査や妊娠初期コンバインド検査よりも精度が高いとされています。ただ、非確定的なスクリーニング検査ですから、確実に診断できるわけではありません。陽性と判定された場合には、羊水検査や絨毛検査によって診断を確定する必要があります。陰性の場合には、胎児がこれらの染色体異常である可能性は極めて低いとされます。

†本書の構成

以上の検査方法のうち、まず非確定的な検査である③〜⑥について第2章で、確定的検査である①と②については第3章で、それぞれ詳しく解説します。

検査の詳細を解説する前に、これらの検査の目的である「染色体の異常」とは何かを、第1章で解説します。遺伝とは何か、染色体とは何かについて、一般的な理解は広がってきていますが、まだまだ誤解されている面も大きいからです。遺伝学の基礎を理解していただくことで、適切な検査の選択ができることになるでしょう。

第4章では、検査の選択をするための意思決定の手引きを示します。妊娠の週数、妊婦の年齢、そして染色体異常に対する考え方ごとに、検査の選択は異なってきます。皆さん一人ひとりが自分らしい選択とは何かを考え納得のいく選択ができるよう、最新の情報に基づき、わかりやすく選択肢を提示したいと思います。

最後の第5章では、出生前診断として行われている特別な目的の検査を紹介します。高頻度の染色体異常を早く調べる「間期《かんき》核《かく》ＦＩＳＨ《フィッシュ》検査」、染色体異常を詳しく調べる「マイクロアレイ」、開放性神経管欠損症の可能性を知る「羊水ＡＦＰ検査」です。

最近では、テレビや新聞、雑誌やインターネットなどで出生前診断が取り上げられることが多くなりました。そうした媒体を通してさまざまな情報が氾濫する中で、本書が出生前診断について考える上での土台となる「正確な情報の収集」に寄与できれば幸いです。

西山深雪

（監修）澤井英明

第1章

出生前診断を理解するための遺伝学入門

1　「遺伝」をめぐる誤解

†遺伝病は、必ずしも遺伝する疾患ではない

日本社会では、「遺伝」という言葉は暗いイメージに結びつきがちです。

それは、「遺伝」イコール遺伝病のイメージがあるからです。実際、アンケート調査などによると、欧米諸国と比較して日本では「遺伝」という用語に良くないイメージが持たれていることがわかっています。

なぜ、「遺伝」の語が暗いイメージを喚起したり、すぐに遺伝病のイメージと重なったりしてしまうのでしょうか。その背景には、訳語としての「遺伝」の孕《はら》む問題があります。英語の「heredity」や「inheritance」に、日本語で「遺伝」の訳語が与えられています。さらに「genetics」には「遺伝学」、「gene」には「遺伝子」という訳語が与えられています。これらすべてに「遺伝」の語が使われていますが、「heredity」「inheritance」が意味

するものと「genetics」「gene」が意味するものは、それぞれ本来的に異なり、概念の上で明らかな違いがあるのです。

「遺伝」と訳される「heredity」や「inheritance」は、ラテン語で「受け継ぐこと」を表わすheresという語に由来しています。ですから、体質や特徴が親から子に伝わり、継承されるという意味の「遺伝」という日本語とのあいだに、齟齬《そご》は感じられません。

問題は、「遺伝学」と訳される「genetics」や「遺伝子」と訳される「gene」のほうです。

例えば「遺伝学」という日本語だけを見せられれば、「遺伝の科学」つまり親から子へ継承される遺伝を扱う学問が「genetics」なのだと思ってしまいます。ところが「genetics」とは、実はそれ以上の意味を含む言葉なのです。

「genetics（遺伝学）」の概念は、1905年にW・ベイトソンによって提唱されました。「genetics」は、ギリシャ語で「生み出すこと（to give birth）」を表すγένεσις（genesis）に、「学問」を表す-icsという接辞を加えた造語です。

ベイトソンによれば、geneticsとは「heredity（遺伝・遺伝継承）とvariation（多様性）、および同系の現象を研究する」学問分野です。そうして「genetics」は現在、国際的にも

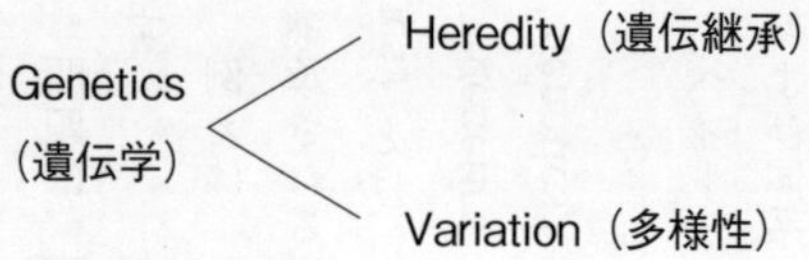

図1　遺伝学の概念

「heredity と variation の科学」であると定義されています（図1）。

さらに、「gene（遺伝子）」の概念は、遺伝継承（heredity）や多様性（variation）を引き起こす単位として、1909年にW・L・ヨハンセンによって提唱されました。

ところが日本では、genetics に「遺伝学」、gene に「遺伝子」という訳語が与えられました。それにより、本来「heredity と variation の科学」の意味で定義されている遺伝学（genetics）から多様性（variation）の意味が抜け、遺伝子（gene）から多様性を引き起こすという意味がこぼれ落ちてしまいました（図1）。

その結果、遺伝学（genetics）は、heredity のみを取り扱う学問であると捉えられやすくなり、遺伝子（gene）は、あたかも遺伝継承を行うだけのように受け取られがちになったわけです。

訳語における問題の大きさは、例えば次のような文章の日本語訳において明らかとなります。

Almost all cancers are **genetic diseases**, but only a small part of them are **inherited diseases**.

この英文は、日本語に訳すと「ほとんどすべての癌は遺伝病であるが、そのほんの一部しか遺伝病ではない」となります。しかしこれでは奇妙で矛盾した文となり、文意が理解できません。**genetic diseases** も **inherited diseases** も、日本語では「遺伝病」と訳すことができるため、内容が矛盾してしまうのです。**genetic diseases** とは、「遺伝子（gene）が関わる疾患」を指します。いっぽう、**inherited diseases** とは、「親から子に遺伝する疾患」です。

このことを踏まえて改めて考えると、右の英文は「ほとんどすべての癌は遺伝病であるが、そのほんの一部しか遺伝継承する病ではない」と訳すことができます。つまりこの英文は、遺伝子の関わる疾患である「遺伝病（genetic disease）」は、必ずしも親から子に伝わる病（inherited disease）ではない、と言っているのです。

ところで、この英文が示す内容は、事実です。

しかし日本では、「遺伝病」とは、親から子へ遺伝される疾患（inherited diseases）のことだ、と思っている人が多いようです。実際は、「遺伝病」とは遺伝子に関わる疾患の全般（genetic disease）を指します。遺伝病のなかで親から子へ遺伝する疾患は、一部に過ぎません。

遺伝病とはすべて、親から子へ遺伝する疾患のことだと誤解することが、親に罪悪感を抱かせる原因になっているのではないでしょうか。「遺伝」という日本語が、variation の意味を置き去りにし、heredity や inheritance の意味ばかり喚起してしまうのです。そうしたことが、ひいては「遺伝」にまつわる日本での暗いイメージや、忌むべきものとしての遺伝病のイメージを生んでしまうのです。

「遺伝学」の訳語の問題に関連して、２００９年に日本人類遺伝学会が用語の改訂を発表しました。「genetics」に対する「遺伝学」という訳語を変更させることはもはや困難であるとした上で、しかし「遺伝学」が「遺伝と多様性」の科学であると明確に定義し、遺伝学上の概念を正しく捉えるように促したのです。

†遺伝子の役割は「多様性」

人は、自分にはあって他人にはない特徴を持っています。一人ひとりが異なった性格や考え方を持つことで、社会の豊かさや多様性が生まれているのです。そうした各人による違い、個性となる特徴を作り出しているものが、遺伝子です。

人の遺伝子は、およそ2万5000種類あります。ヨハンセンが提唱したように、遺伝子（gene）とは遺伝継承（heredity）されると同時に多様性（variation）を引き起こす単位であるわけですが、それぞれの遺伝子は、生命活動を制御する設計図としての役割を担っています。

遺伝子はそれぞれすべて二つで一組であり、両親から遺伝子を半分ずつ受け継いでいます。同様に、母親も父親も両親から遺伝子を受け継いでいるので、遺伝子は古く祖先から時を経て伝達されてきているのです。体質や性格が家族や親子で似ることがあるのは、この遺伝子の働きによるものです。

しかし、人は両親のどちらかだけに似るものではなく、兄弟姉妹でも個性は違っています。個人の特徴を形作る遺伝子の組み合わせは多様であるため（遺伝的多様性）、まったく同じ人はいません（唯一性）。同じ両親から遺伝子を受け継ぐ兄弟の場合でも、その組み合わせが膨大であるため、「その人がその人である」という唯一性が生じるのです。

†双生児の研究でわかること

ところで、一卵性双生児は、通常であれば個人差のある遺伝子を、お互いが100%共有しています。一卵性双生児はお互いにまったく同じ遺伝子を持つため、容姿や考え方が確かによく似ています。

とは言え、まったく同じ性格を持つわけでも、同じ人生を歩むわけでもありません。それは、遺伝子が生み出す特徴にはさまざまな種類があり、変えられないもの（遺伝学的特徴）と、遺伝子の情報を基本とした上で後天的に獲得した行動のあり方によって変えられるもの（環境により決定）があるからです。

では個人の形成は、先天的な「遺伝」（遺伝要因）によるのでしょうか、それとも後天的な「環境」（環境要因）によるのでしょうか。その疑問を解くために行われているのが、双生児の研究です。

双生児には、遺伝子が100%同じである一卵性双生児と、普通の兄弟姉妹と同様に50%の遺伝子を共有する二卵性双生児とがあります。双生児の研究では、遺伝子も育った環境も同じ一卵性双生児と、遺伝子の半分だけを共有し育った環境が同じ二卵性双生児（図

2）の二種類の双子の兄弟姉妹を比較しています。そうすることで、遺伝と環境がどのように組み合わさり、人のさまざまな個性（身体的特徴や疾患のなりやすさ、性格など）に影響を与えるのかを調べているのです。

遺伝子が100％等しい一卵性双生児のあいだで特徴や疾患が一致すれば、個人の形成には遺伝子が関与していることの強力な証拠となります。また、一卵性双生児間での一致率が、遺伝子を半分しか共有しない二卵性双生児より高いことも、遺伝要因が大きく関与する決め手とされます。

双生児の研究では、双子の兄弟姉妹の間の類似性が、相関係数という数字——完全な類似（一致）があれば1、完全に無関係であれば0——で表されます。例えば、指紋の線の本数の一致率を調べた研究では、一卵性双生児では0・98、二卵性双生児では0・49という相関計数が出ています。この結果から、一卵性のほうが二卵性よりも一致していたと言うことができます。

さらに、一卵性ではほとんど1に近く、ほぼ完全に一致していると言うこともできます。それに対して二卵性では、一致率が一卵性のちょうど半分となっていると言えます。このように、一致率が遺伝子の共有の度合いに合った2対1の関係となっていることは、指紋の線の数が遺伝によってほぼ決まっていることを示しています。

　体重の相関係数は、一卵性では0・8％、二卵性ではほぼ0・4です。これは指紋の数と同様に、一卵性と二卵性の一致率の比が2対1で、遺伝子の共有度の比と同じです。一方、指紋の数の場合よりも一致率が低くなっていること、特に一卵性でも低くなっているということは、体重が遺伝要因のみで決まるのではなく、指紋の場合よりも生活習慣などの環境要因が関与していることを示しています。

　IQについてはどうでしょうか。一致率が一卵性では0・72、二卵性では0・42であり、指紋や体重と同様に、一卵性のほうが二卵性双生児よりも高い値を示しています。このことから、IQには遺伝の影響があることが示唆されます。

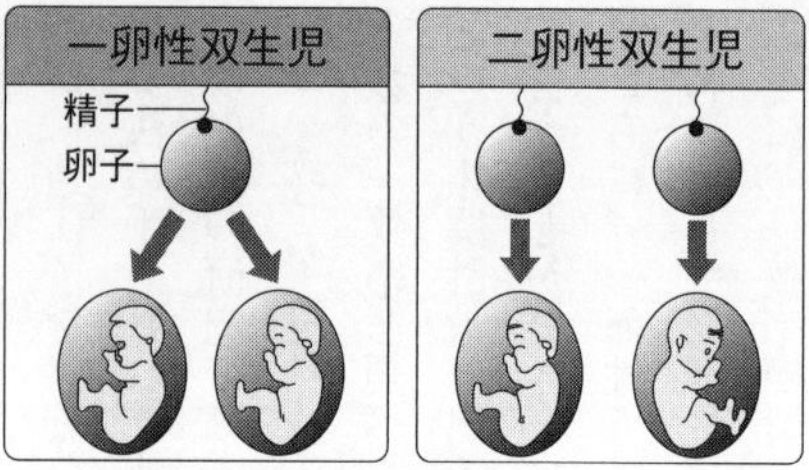

図2　一卵性双生児と二卵性双生児

　しかし、一卵性と二卵性での比が、もしIQでも2対1だと予測するのであれば、一卵性が0・72の場合、二卵性では0・36になるはずですが、実際はそれより大きい0・42となっています。つまり、二卵性におけるIQは、遺伝要因で予想される以上に似ていることになります。この結果により、双生児間のＩＱの類似性には、環境による効果が寄与していると考えられます。つまり、家族に勉強熱心な者が多いとか親が知的な会話を好むといった、家庭で共有される環境が、個人のＩＱに影響を与えているということです。

以上のことから、個性は「遺伝か環境」ではなく、「遺伝と環境」の両方の影響を受けて育つことがわかってきています。もとをたどれば、遺伝子の組み合わせが多様であることが、ヒトの遺伝学的特徴と環境学的特徴を生んでいると言えます。

・一卵性双生児——受精直後に一つの受精卵が分裂する過程で二つに分かれることで生じます。その結果、一卵性双生児は同一の遺伝子を持ち、性別は常に同じです。全出生児の0・3％を占め、人種による差はないと言われています。

・二卵性双生児——二つの卵子と二つの精子が同時に受精することで生じます。通常の兄弟姉妹と同様に、半分の遺伝子を共有します。頻度は、アジア人の0・2％からアフリカ人の一部やアフリカ系米国人の全出生児の1％以上などさまざまであり、人種によって5倍の差があります。

†多様性は種の生存にも有利に働く

遺伝子の役割は、人により異なった遺伝子の組み合わせを持つことで、人の個性を生み出すことです。

遺伝子の組み合わせが膨大にあることで、多様性は増大します。このように多様性が大きいことは、例えば環境が変化したときに、その環境に適応して生存するための遺伝子を、集団の中の誰かが持つ可能性が高いことを意味します。何が起こっても適応できる可能性の源は、多様性を作り出す遺伝子にあるのです。

一人ひとりの遺伝子の組み合わせの違いは、人の個性を作るだけでなく、種の生存の上でも重要だと言えます。実際、遺伝子に多彩な組み合わせを持つ、多様性の大きい個体から社会が構成されることで、災害や疾患の流行で大多数が命を落としても、抵抗力を持った者など、その種の一部が生き残り、数を増やし、再び分布を広めることができます。

マラリアが比較的多く発症するアフリカで、鎌状《かまじょう》赤血球貧血症の人が多いことは、その好例です。鎌状赤血球は、ヘモグロビンを作る遺伝子に生じた突然の病的変異によって生じます。つまり、鎌状赤血球貧血症は遺伝病です。突然変異が生じた遺伝子を二つ持つ個体（ホモ）は、重篤な貧血症や臓器障害によって、幼児期に死亡してしまいますが、突然変異が生じた遺伝子を一つ持つ個体（ヘテロ）では、一方の親から正常な遺伝子を受け継いでいるため、正常なヘモグロビンも存在し、ほぼ正常な生活を送ることができます。

このヘテロの個体には、致死性マラリアに対する抵抗性があるのです。鎌状赤血球が短時間で溶血してしまうため、マラリア原虫が赤血球内で増殖できず、マラリアの発症を抑えます。その結果として、マラリアの流行地では鎌状赤血球貧血症の人が多くなったのです。

遺伝子の組み合わせが多様であることが、種が生き残るための可能性を大きくしていると考えられます。

2　遺伝子の病的変異は誰にでも起こり得る

†「遺伝病が遺伝しない」とはどういうことか

遺伝子の多彩な組み合わせは、疾患という個性をも生みます。

先に、「遺伝病（genetic disease）」とは遺伝子に関わる疾患の全般を指し、その中で親から子へ遺伝する疾患は一部に過ぎないと述べました。これがどういう事態のことを言っているのかについて、もう少し詳しく説明しましょう。

いわゆる疾患の多くは、遺伝要因と環境要因の両者の組み合わせによって生じますが、一部の疾患は遺伝要因、つまり遺伝子に突然起こる変異が単独で大きく影響します。遺伝子に起こる変異が原因となって発症する疾患が「遺伝病」と呼ばれているのであり（図3）、およそ4500種類あることが知られています。

遺伝子の変異に原因がある疾患を「遺伝病」と言うのですから、その概念は親から子へ伝わるとか伝わらないということとは関係がないのです。もちろん、親の遺伝子に疾患を引き起こす変化（病的変異）があって、それが子どもに伝わる場合もあります。その意味で、遺伝病の一部は親から子へ遺伝します。しかし、親の遺伝子に病的変異がなくても、突然の病的変異によって子に遺伝病が起こることもあります。遺伝子に病的変異が起これば、その人は親からの遺伝継承にかかわらず、疾患になるのです。

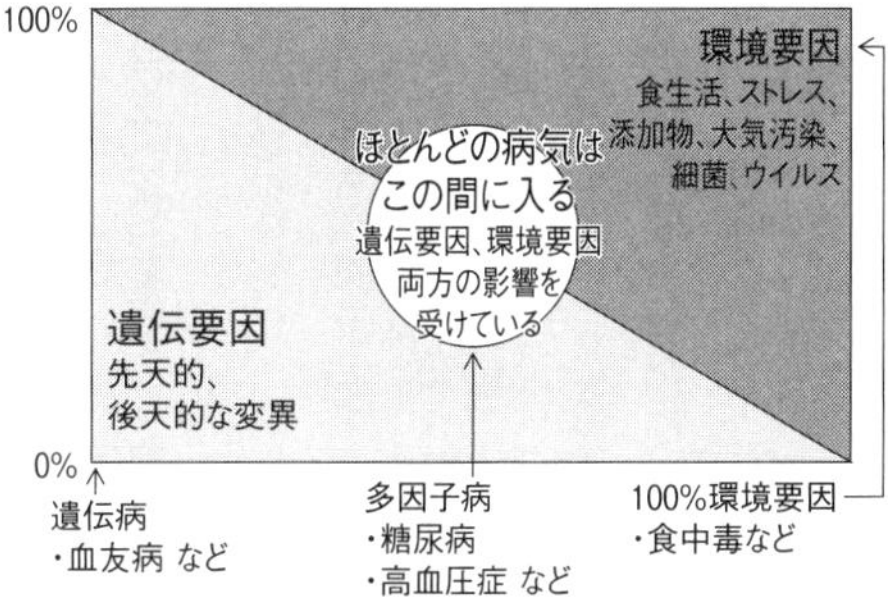

図3　疾患と発症要因との関係

生物はそれぞれ、数千種類から数万種類のタンパク質で作られています。ヒトでは2万〜3万種類と言われていますが、正確な数はわかっていません。タンパク質を作り出すための情報となっているのが、遺伝子です。そしてその遺伝子におけるわずかな変化が、疾患を引き起こします。

遺伝子におけるわずかな変化により、通常なら生成されるタンパク質が生成されなかったり、通常とは異なるタンパク質が生成されて本来の機能を発揮できなくなったりします。これが疾患になる原因です。

†遺伝子の病的変異を引き起こす正体

では具体的に、遺伝子において何がどのように変化すると、通常作るべきタンパク質を作らなかったり、タンパク質の機能変化を引き起こしたりするのでしょうか。それを確認するために、遺伝子の構造をさらに詳しく見てみましょう。

遺伝子の本体は、ＤＮＡ（デオキシリボ核酸）です。ＤＮＡは、私たちを作っている約60兆個のすべての細胞の中に存在しています。ＤＮＡは鎖のように長くつながっていて、その鎖には生物を作っているタンパク質を作り出すための暗号（設計図）が約60億個並んでいます。

暗号とは、頭文字ＡＴＧＣで表される塩基という物質のことです。塩基はＡ（アデニン）、Ｔ（チミン）、Ｇ（グアニン）、Ｃ（シトシン）の四種類があります。この四種類の塩基が対《つい》を形成――ＡはＴと、ＧはＣと――して、ＤＮＡは二重らせん構造をとります（図4）。

こうしたＡＴＧＣの塩基の並び方（塩基配列）が遺伝子の種類を指定していて、タンパ

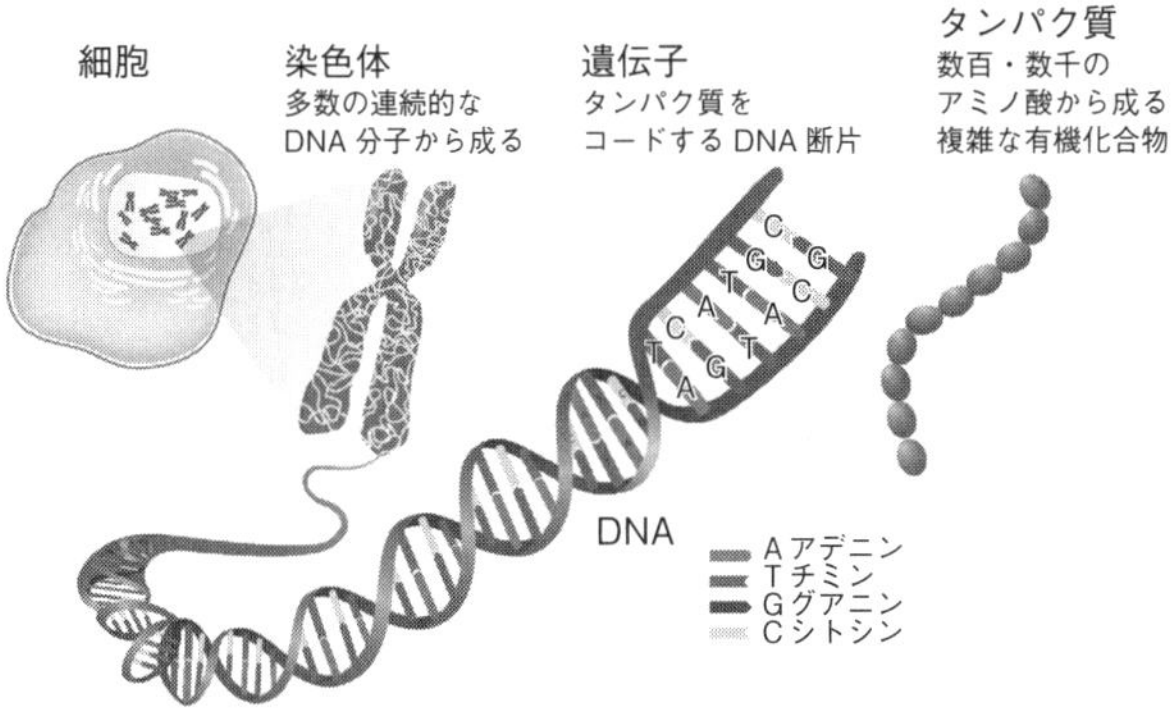

図4　細胞・染色体・DNA・遺伝子・タンパク質

ク質の設計図となっています。ただし、30億の塩基対（計60億個）のうち、遺伝子が占める割合は約1／4に過ぎません。それもタンパク質の設計図となる配列はわずか1〜2％で、およそ99％は無意味な塩基配列です。そして、この1〜2％の塩基配列に変化が起こることこそが、本来作られるべきタンパク質が作られなかったり、タンパク質の機能が変化したりする原因です。

例えばプロジェリア症候群という疾患は遺伝病の一つですが、この疾患では塩基配列がどのように変異しているのか、確認してみます。プロジェリア症候群とは、生まれてくる子どもの400万人から800万人に1人ぐらいの稀な確率で起こります。新生児期や幼年期に発症して、ほかの子どもの10倍もの速度で、全身の老化が進む早老症疾患です。

ヒトは23組46本の染色体を持っていますが、その中の1番染色体にある、ラミンA（*LMNA*）遺伝子の構成する塩基の変化が、このプロジェリア症候群の病因であることが2003年に判明しました。ラミンA遺伝子における塩基配列の変化とは、具体的にはラミンA遺伝子の1824番目の塩基がシトシンからチミンに入れ替わることを指します。

このたった一つの塩基の変化によって、細胞の核膜を支えるフレームの役割を持つタンパク質であるラミンAが産生されなくなります。代わりにプロジェリンと呼ばれる異なるタンパク質が産生され、通常の機能を失ってしまうのです。その結果、核膜に異常をきたして老化の促進を引き起こすことが、この疾患の原因であるとされています。

つまり、約30億ある塩基対のうちわずか一つの変化が、プロジェリア症候群を引き起こしているというわけです。

ところで、プロジェリア症候群の子どもの両親は、プロジェリア症候群ではありません。プロジェリア症候群が、遺伝子の突然の病的変異によって生じる遺伝病だからです。プロジェリア症候群の場合、1番染色体に突然変異が生じたラミンA遺伝子を一つ持つ（ヘテロ）と発症する遺伝病（正式には常染色体優性遺伝病）です。

両親から遺伝子を半分ずつ受け継ぐときに、いずれかのラミンA遺伝子に突然、病的な変異が生じることで、プロジェリア症候群の子どもが生まれます。この遺伝子の変異は誰にでも起こり得ることで、誰かがコントロールできるものではありません。

また、同じ遺伝子の中に生じた塩基配列の変化であっても、場所や変化の種類によっては完全に無害であることもあります。遺伝子に変化が生じることと、疾患になるかならないかは、どちらもまったくの偶然であるとも言えるのです。

なお、プロジェリア症候群の患者から、この変異が次の世代に受け継がれることはありません。これまでに、プロジェリア症候群の患者が子どもを得たという報告はないのです。プロジェリア症候群の例が示すように、生まれつきなんらかの疾患（先天性疾患）を持って生まれる子どもの多くは、まったくラミンA遺伝子が正常な両親から生まれています。遺伝子に起こる変異による疾患である「遺伝病」は、決して特別な人がかかる疾患ではありません。遺伝子の病的変異は誰にでも起こり得るからです。

軟骨無形成症という骨の疾患も遺伝病の一つです。2014年9月に京都大学iPS細胞研究所が、iPS細胞（人工多能性幹細胞）を用いた実験で高コレステロールの治療薬として広く使われるスタチンが有効と見られることが示されたと発表した疾患で、本書の監修を担当している澤井英明も本研究に携わっています。同じ遺伝病であるプロジェリア症候群と大きく異なるのは、遺伝子の病的変異が次の世代に受け継がれる場合があることです。

4番染色体にある線維芽細胞増殖因子受容体3（*FGFR3*）遺伝子を構成する1138番目の塩基がグアニンからアデニンに入れ替わることが軟骨無形成症の主な病因です。プロジェリア症候群と同様に、約30億ある塩基対のわずか一つの変化によって発症します。軟骨無形成症は低身長を示す骨系統疾患の中で最も頻度が多く、生まれてくる子どもの2万6千から2万8千人に1人ぐらいの確率で起こります。軟骨無形成症の患者さんの約80%の両親は平均身長を有していて、こうした患者さんは原因遺伝子として知られる*FGFR3*遺伝子が父親から伝わる過程で突然変異が起こり軟骨無形成症となっています。つまり、残りの約20%の患者さんは、両親のいずれか、もしくはいずれもが軟骨無形成症の患者さんです。

軟骨無形成症は変異が生じた*FGFR3*遺伝子を一つ持つ（ヘテロ）と発症する遺伝病、常染色体優性遺伝病です。両親のいずれかが軟骨無形成症の場合、軟骨無形成症の子どもが生まれてくる可能性は50%です。両親のいずれもが軟骨無形成症の場合、平均身長となる可能性が25%、軟骨無形成症の子どもが生まれてくる可能性は50%、致死性の軟骨無形成症が25%となります。

遺伝病の中には、ある程度の年齢に達してから発症するものもありますから、「自分自身が遺伝病に罹患しているかもしれないし、遺伝病の子が生まれるかもしれない」というのが、正しい理解の仕方です。

3 人間の設計図・染色体

†染色体とは何か

染色体とは、DNAのかたまりです。DNAは極めて細く長いヒモ状の物質で、1個の細胞に含まれるDNAの長さは2mにもなります。普段はほぐれて存在するため目には見えませんが、細胞が分裂するときに、DNAは棒状のかたまりとなって見えてきます。非常に長いため、もつれることを防ぐためにヒストンという筒状のタンパク質に巻きついたらせん状の構造をとり、折りたたまれ、棒状の染色体となっているのです(図5)。

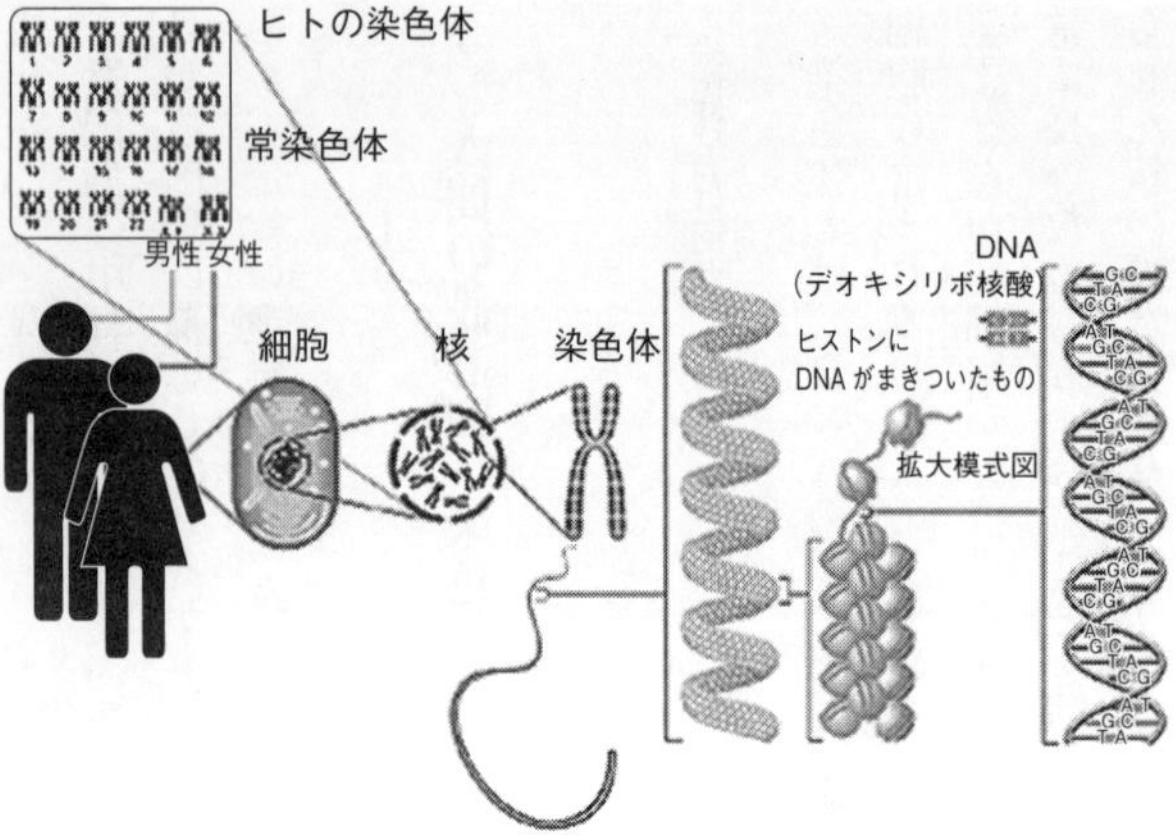

図5　DNAの構造

この染色体の中に、ヒトの体の設計図となる約2万5000個の遺伝子が含まれています。染色体（Chromosome）は色素で縞模様に染まることから、ギリシャ語で「色のついた」を意味するchromaと、体を表すsomaという語に由来して、「色のついた」「体」とヴァルデヤー（H.W.G. von Waldeyer-Hartz）によって1888年に名づけられました。

染色体の縞模様が濃く染まる部分は、DNAが強くかたまりを作っている部分であり、薄く染まる部分は適度にDNAがほぐれている部分です。遺伝子は、この薄く染まった部分に多いことがわかっています。

図6にあるように、染色体の一つひとつは、その形や数が生物の種類によって決まっていま

す。ヒトの染色体は46本です。その46本の染色体を大きさの順に並べると、同じ形・同じ大きさの2本ずつのペアで、23組あることがわかります。

先にも触れたようにヒトの体は約60兆個の細胞によって形作られていて、23組46本の染色体は、それぞれの細胞の核の中にあります。23組のうち1組は性別を決める性染色体で、女性はX染色体を2本持ち、男性はX染色体とY染色体を1本ずつ持っています。これが男性、女性の違いを生んでいるわけですが、23組のうち22組は、男女差がなく、常染色体と呼ばれています（図7）。

そして、大きいものから順に、番号がつけられています（図8上）。1番染色体が、最も大きい染色体であり、約2億5000万の塩基対からなり、3754の遺伝子があります。X染色体は、7番染色体の次に大きい染色体です。一方、Y染色体は、21番染色体や22番染色体より少し大きい程度で、X染色体の約三分

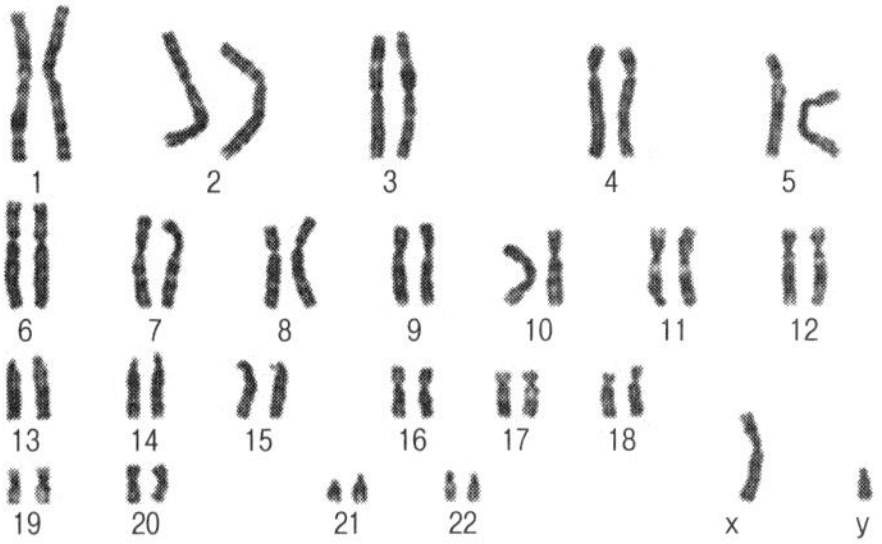

図6　ヒトの染色体
Tokyo Medical University Department of Pediatrics Genetics Study Group Hironao NUMABE, M.D. http://www.tokyo-med.ac.jp/genet/kry/xyk.jpg

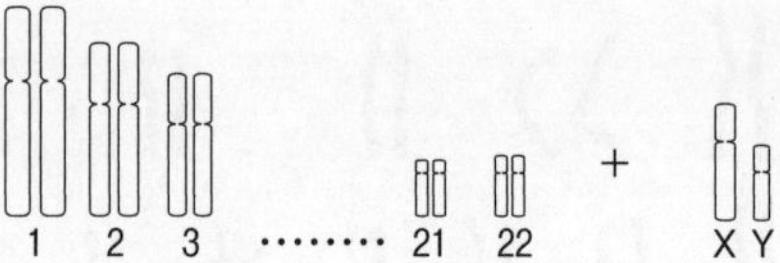

男性：22対の常染色体（44本）
＋性染色体（XおよびY染色体）（2本）
＝46本

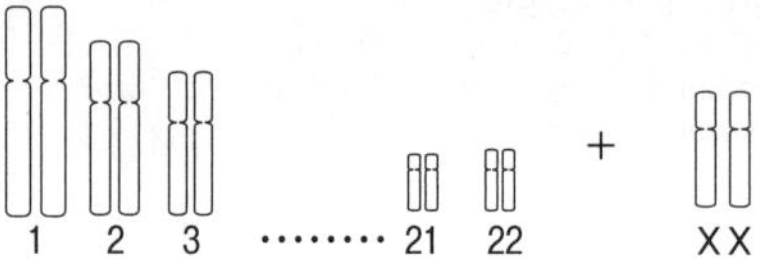

女性：22対の常染色体（44本）
＋性染色体（2本のX染色体）（2本）
＝46本

図7　常染色体と性染色体

の一の大きさです。

21番と22番染色体は、大きさと番号が逆転してしまっています。当初、ヒトの染色体のうち最も小さい染色体は22番染色体であるとされていましたが、その後の研究によって、21番染色体が最小であることが判明したため、番号が逆転しているのです。

21番染色体は、5000万塩基対からなり、493の遺伝子があります。

また、染色体の大きさと遺伝子の数は必ずしも比例するわけではありません（図8下）。例えば19番染色体は19番目に大きい染色体であり、24種類の染色体の中では小さいほうの染色体ですが、含まれている遺伝子の数は1番染色体、2番染色体に次いで3番目に多いのです。

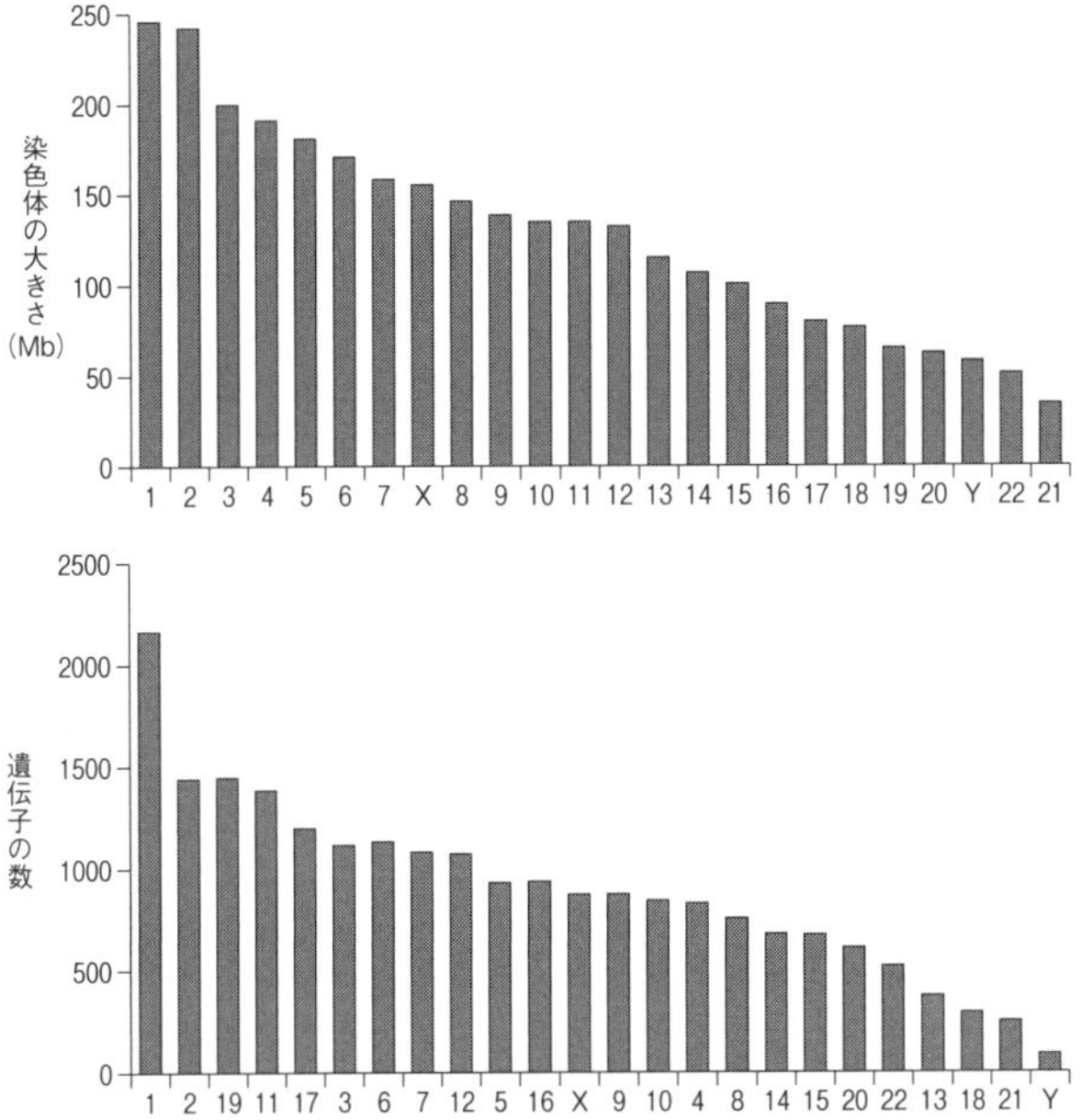

図8　ヒト染色体24本の大きさと遺伝子が含まれる量
『トンプソン＆トンプソン遺伝医学』p. 12

†染色体の組み合わせは無限大

現在では、46本の染色体の、どこにどんな遺伝子があるのかがわかっています。どの染色体にどんな遺伝子があるのかがわかったということは、ヒトであればみな同じ場所に同じ遺伝子を持っていることになります。

それにもかかわらず、親子や兄弟姉妹でさえ、似ていたり似ていなかったりします。

その理由が、染色体の組

み合わせの違い、つまり遺伝子の組み合わせの違いにあるのです。

2本ずつの23組で46本の染色体を持っている私たちヒトは、ある位置にある遺伝子があると、ペアであるもう1本の同じ位置にもこの遺伝子が存在します。しかし、この二つの遺伝子の持つ働きが同じである場合もあれば、異なっている場合もあります。それは、この遺伝子の塩基（ＡＴＧＣ）の並び方が少し違っていて、異なった働きをする（異なった情報を発する）場合があるためです。こうした働きの違いが、親子や兄弟姉妹の中でも一人ひとりの違いを生む原因となっています。

ではその、各人による違いを生み出す原点はどこにあるのでしょうか。私たちヒトを作っている約60兆個の細胞の始まりは、卵子と精子が受精することによってできる受精卵にあります（図9）。受精卵にも46本の染色体があり、2本ずつのペアが23組あります。

ところが、受精卵を作る卵子と精子の染色体は46本ではなく、23本です。卵子と精子は、もともと46本23組ある染色体の半分（それぞれ1本ずつ）、つまり遺伝子も半分ずつを受け継いでいるのです。そして、卵子と精子とが受精して受精卵になることで、母親と父親の遺伝子を受け継いで、46本になります。

例えばある女性の46本の染色体について、母親から受け継いだ染色体を赤、父親から受け継いだ染色体を青で表してみます。すると、この女性が作る卵子にはそれぞれ赤、青のどちらかが入ることになります。この組み合わせの数は、赤と青から一つ選ぶことを23回繰り返すことになるので、2×2×2×2×2×2×…＝2^{23}＝838万8608通りとなります。

つまり、一人の女性が作る卵子には、838万8608通りの染色体の組み合わせがあることになるのです。これと同様に、一人の男性が作る精子にも838万8608通りの組み合わせがあります。

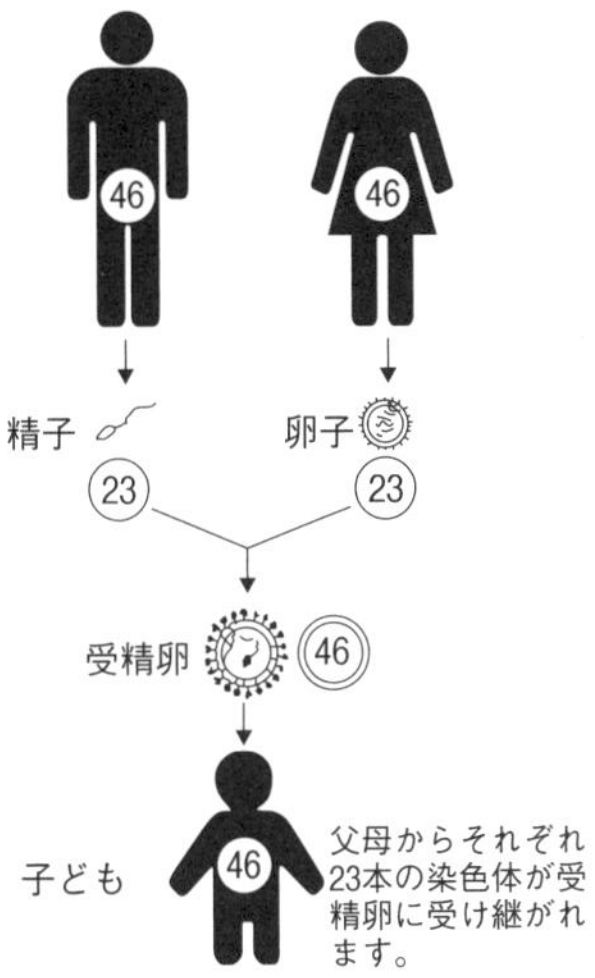

図9　染色体の分配のしくみ

卵子、精子が受精したときの組み合わせ、つまり両親から生まれる子どもの組み合わせは、卵子と精子の組み合わせの数同士をかけ合わせ、838万8608×838万8608＝70兆3687億4417万7664通りとなります。両親から生まれる子の染色体の組み合わせは、70兆通り以上なのです。

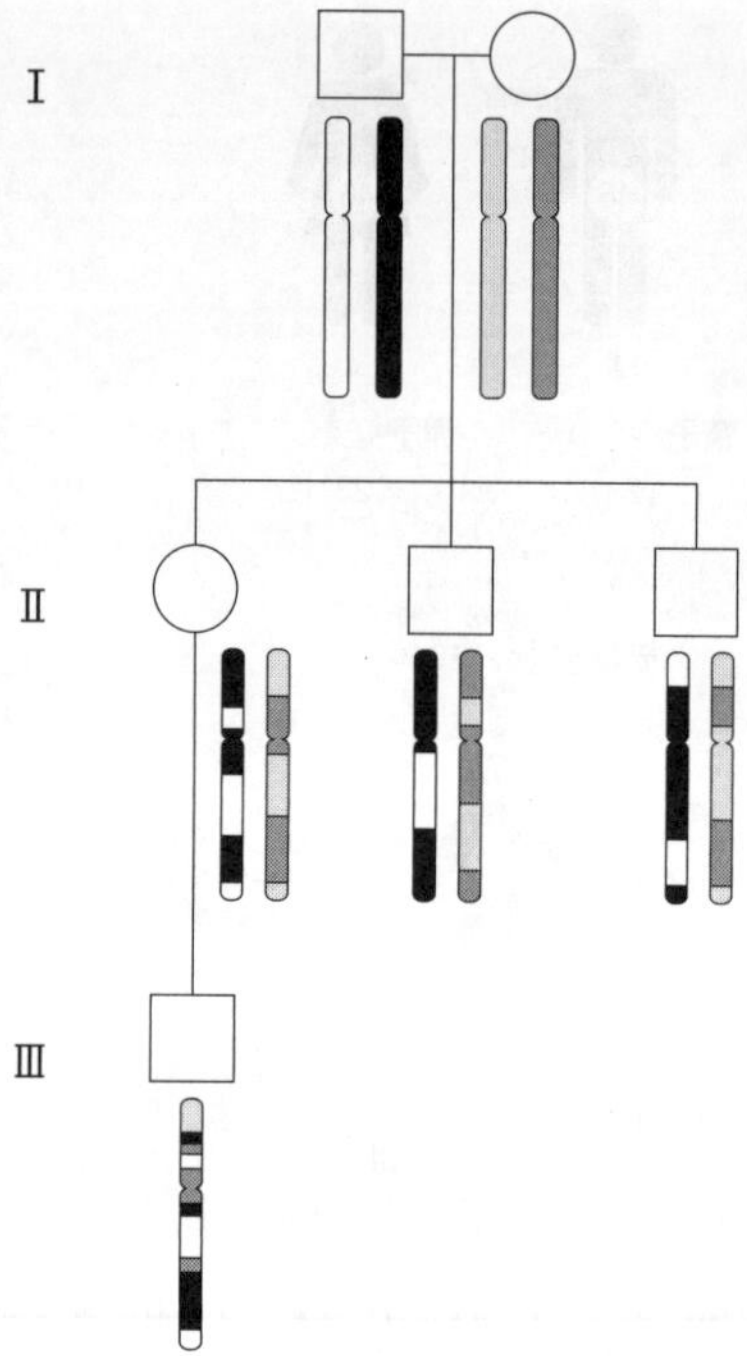

図10　染色体の組み換え
『トンプソン&トンプソン遺伝医学』p. 224

　このように、同じ両親から生まれる兄弟、姉妹にも、染色体の組み合わせの違い、つまり遺伝子の組み合わせに違いができるため、似ていたり似ていなかったりするわけです。さらに、組み合わせが多様化する仕組みがあります。卵子と精子ができるときに、基本的にはペアの染色体のどちらかを受け継ぐことになるのですが、そのとき、染色体が継ぎはぎになることがあるのです（図10）。

　このような場合も考えると、卵子と精子の染色体の組み合わせ、つまり遺伝子の働きはさらに多様になります。したがって、たとえ兄弟姉妹であっても、全く同じ染色体構成、遺伝子構成にはなりません（一卵性双生児を除く）。しかし、偶然にも共通の染色体や遺伝子を多く受け継げば、兄弟姉妹で似ることもあります。逆に親から受け継いだ染色体や遺伝子に共通のものが少なければ、兄弟姉妹であっても似ないということもあるわけなのです。

前述のように、遺伝子の役割はヒトの多様性を生み出すことにあります。その役割の原点は、遺伝子の集まりである染色体46本が、親から子どもに受け継がれる過程にあるのです。

†子どもの性別を決めるのは精子の染色体

染色体にはほかにも重要な役割があります。それはヒトの性別を決めることです。23組ある染色体のうち1組は性別を決める性染色体だと先に述べましたが、女性と男性の染色体を比べてみると、23組目の染色体のペアが女性と男性とでは異なっていることがわかります（図7）。同じ形・同じ大きさの染色体のペアが女性、形と大きさが異なる染色体のペアが男性のものです。

この女性の染色体2本と男性の大きいほうの染色体を、「X染色体」と言い、男性の小さいほうの染色体を「Y染色体」と言います。XXを持っているのが女性、XYを持っているのが男性です。

ヒトは46本の染色体を持っているので、女性の染色体は44本＋XXで46本、男性の染色体は44本＋XYで46本となっていて、染色体の状態を表す記号ではそれぞれ46・XX、46・XYとなります。

子どもの性別を決めているのは、父親の精子の性染色体の組み合わせです。卵子と精子は、それぞれの46本のうち半分の23本の染色体を受け継ぐため、女性が作る卵子の染色体は、必ず「22本＋X」となります。

一方、男性が作る精子は「22本＋X」の場合と、「22本＋Y」の場合に分かれます。卵子と精子が受精すると、受精卵の染色体は、男性と女性から半分ずつ、併せて46本になるので、「44本＋XX」と「44本＋XY」という組み合わせになるのです（図7）。

4　染色体の変化と「染色体異常」――ダウン症候群とその他の症候群

染色体異常にも種類がある

「染色体異常」という言葉を聞いたことのある人は多いと思います。この染色体異常とは、ヒトの設計図である染色体になんらかの変化が起こること全般を指しています。

染色体に変化が起こるに伴い、染色体の量に過不足が起きた場合、遺伝子にも過不足が生じて胎児の疾患につながることとなります。なお、遺伝子の過不足がヒトの体に与える影響が大きい場合には、流産することとなります。流産は、全妊娠のうち10～15％に生じますが、半数以上は染色体異常が原因であるとされています。

　染色体異常は、大きく二つに分けることができます。一つは、本来46本である染色体の数が増えたり減ったりする「数の変化（数的異常）」で、もう一つは、染色体の形が変わる「構造の変化（構造異常）」です。

　染色体の数的異常は、妊娠の5％（20人あたり1人）に見られます。そのほとんどは、ある染色体がペア（2本）ではなく3本である「ト

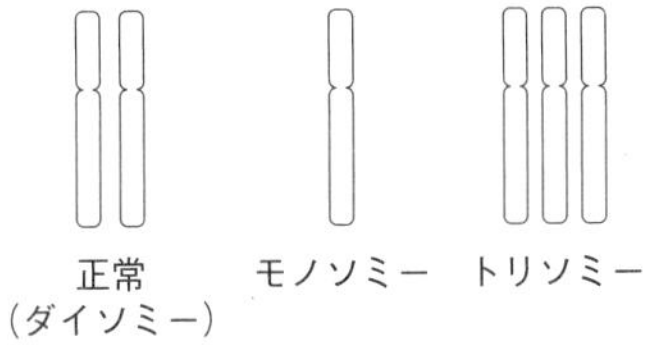

図11　染色体の数的異常

リソミー」か、ある染色体が1本しかない「モノソミー」です（図11）。モノソミーはトリソミーと比べてより重症で、Xモノソミー（X染色体が1本しかない状態）を除いて完全なモノソミーは、通常生きて生まれてきません。

　トリソミーやモノソミーが起こる原因は、卵子や精子が作られる過程にあります。繰り返しますが、基本的に23組46本であるヒトの染色体のうち、受精卵を作る卵子と精子の染色体は23本です。受精したときに精子あるいは卵子と合体するので、卵子、精子を作るときに、46本から23本の染色体に半減させて受精に備えるのです。

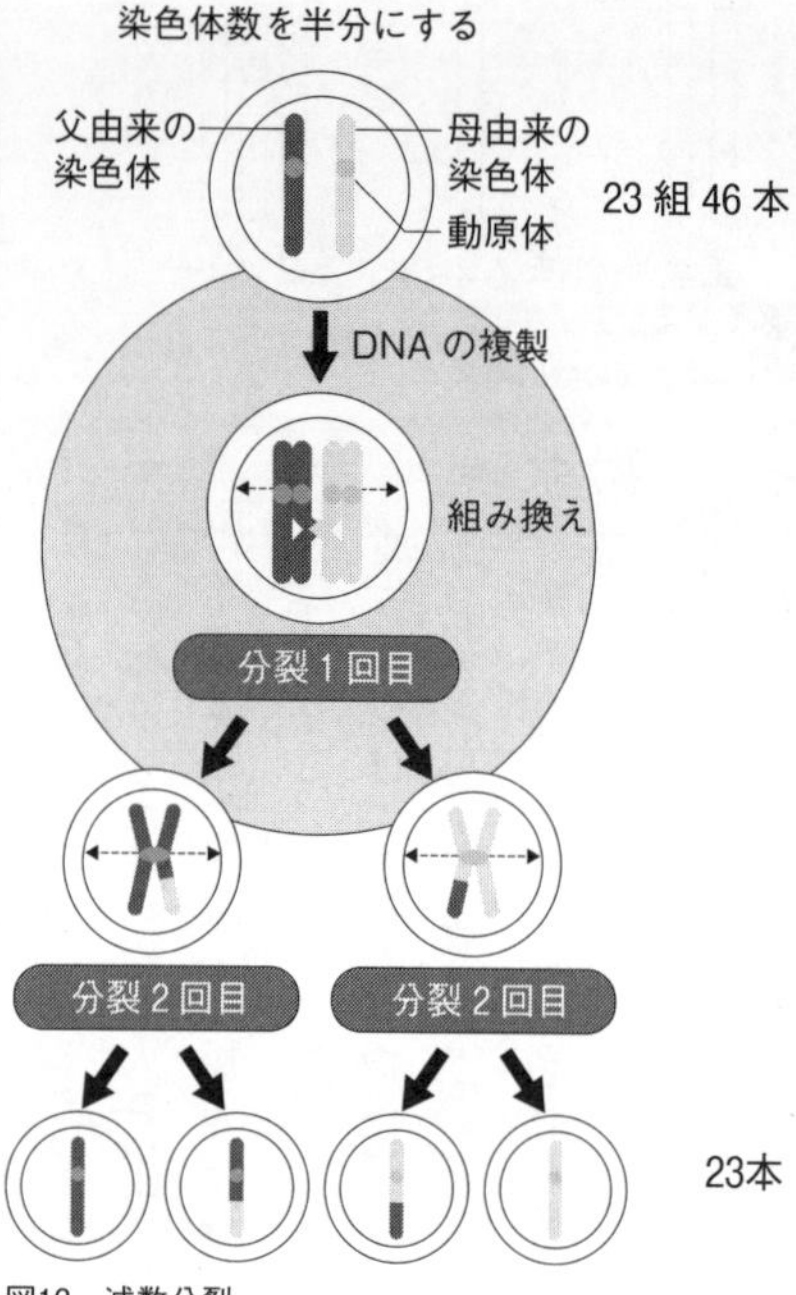

図12　減数分裂

この2本1組から1本だけの染色体になる過程を、「減数分裂」と言います（図12）。減数分裂には2回の分裂のステップがあり、それぞれの分裂で、均等に染色体を分離させます（染色体分離）。この減数分裂の過程でエラー（不分離）が生じることが原因となって、染色体の数的異常が生じます。

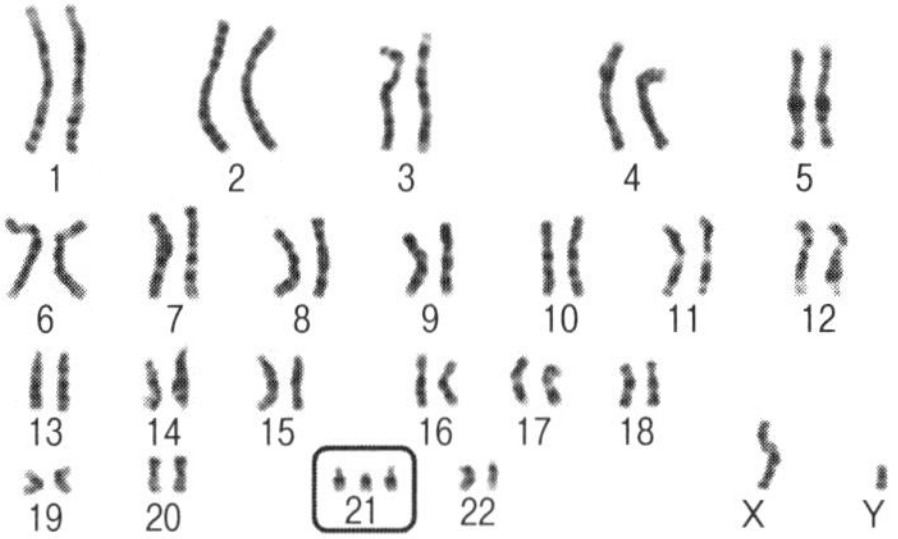

図13　ダウン症候群の染色体
Tokyo Medical University Department of Pediatrics Genetics Study Group Hironao NUMABE, M.D. http://www.tokyo-med.ac.jp/genet/kry/tri214k.jpg

†ダウン症候群は、新生児の染色体異常として最多

発見者ラングドン・ダウン博士の名前を取って名づけられた「ダウン症候群（21トリソミー）」を例に、減数分裂について考えてみましょう。

ダウン症候群の約95％は、21番染色体が3本あること（トリソミー）によって生じます（図13）。1回目の分裂でエラー（不分離）が起きた場合、その卵子または精子は21番の染色体のペア（2本）の両方を含んでいるか、21番染色体をまったく含んでいないかの、い

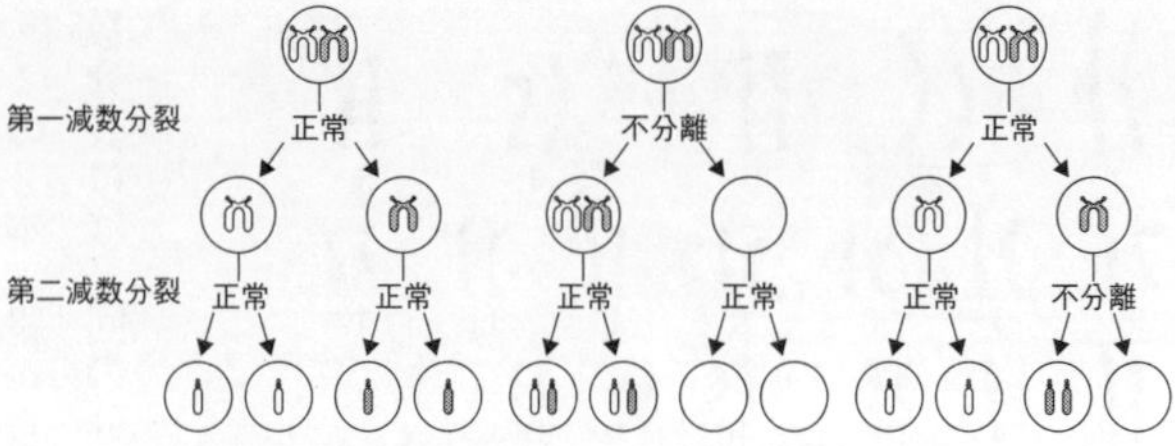

図14　第一減数分裂時と第二減数分裂時の不分離
『トンプソン＆トンプソン遺伝医学』p. 75

ずれかになります（図14中）。2回目の分裂でエラーが起きた場合には、片方の親由来の21番染色体を2本持つ卵子もしくは精子になるか、21番染色体がまったく含まれないことになります（図14右）。

21番染色体を2本持つ卵子または精子が、21番染色体を1本持つ精子あるいは卵子と受精すると、21番染色体を3本持つことになり、胎児はダウン症候群となります。ダウン症候群の場合、症例の約90％は卵子の減数分裂の過程における、1回目の分裂の際に生じると言われています。残りの10％は、精子の減数分裂で生じていて、この場合は通常2回目の分裂のときです。

染色体の数的異常の中で出生頻度の高いものは、順にダウン症候群、18トリソミー、13トリソミーです（図15）。

これらの原因となる常染色体（13、18、21番）は、その中に存在する遺伝子の数が最も少ない3つの常染色体です（図8）。これよりも多くの遺伝子が存在する、その他の常染色体のトリソミーの胎児は、ほとんどの場合は生まれてくることができず、流産します。

出生後も生存できるダウン症候群、18トリソミー、13トリソミーには、明確に区別することができる特徴的な症状があります（表1）。その症状は、どのトリソミーでも、染色体が余分に存在することによって、特定の遺伝子の量が過剰になることで生じます。

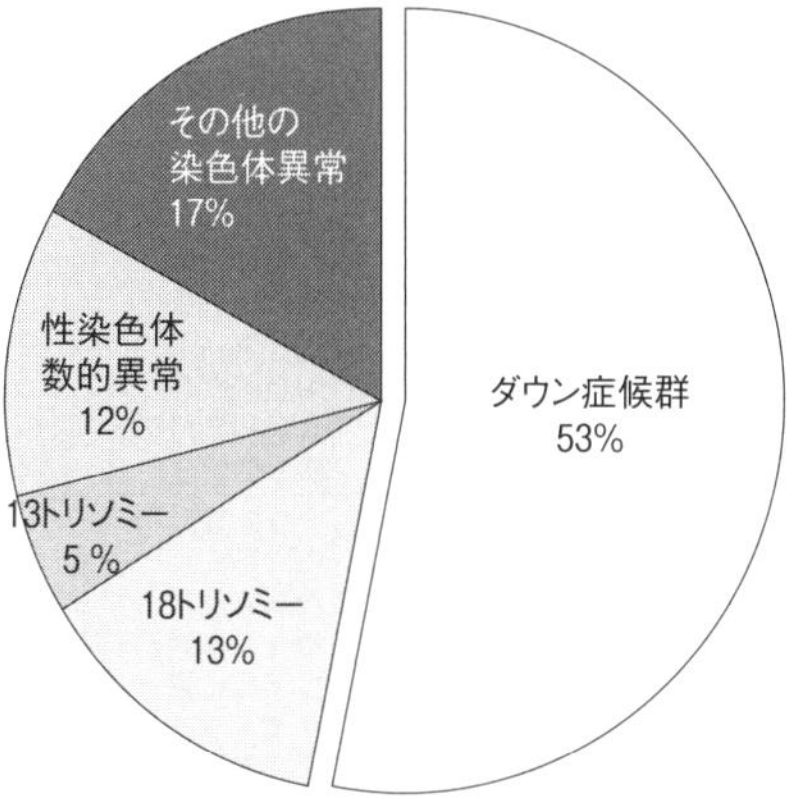

図15　染色体異常の内訳（出生児と20週以降の死産児）
Rare chromosome abnormalities, prevalence and prenatal diagnosis rates from population-based congenital anomaly registers in Europe. 2012;20:521-526.

13トリソミーや18トリソミーは、染色体の数的異常の中で出生頻度が高いとはいえ、子宮内で胎児が死亡してしまうことが多く、生まれても大半の子は小さいうちに亡くなってしまいます。それに対して、ダウン症候群では子宮内胎児死亡が少なく、現在の日本では毎年およそ1100人が誕生しています。

ダウン症候群の場合、心臓などの内臓の異常が見つかることもありますが、多くの場合は治療を行うことができます。

	13トリソミー	18トリソミー	ダウン症候群
頻度	15000〜25000出生あたり1人	7500出生あたり1人	800出生あたり1人
身体的特徴	成長障害 呼吸障害・摂食障害	胎児期からの成長障害 呼吸障害・摂食障害	成長障害 筋肉の緊張低下 特徴的顔貌
合併症※	口唇口蓋裂 多指趾症 眼の病気 心疾患（80%） 全前脳胞症　等	心疾患(90%) 消化管奇形 口唇口蓋裂 関節拘縮　等	心疾患(50%) 消化管奇形(10%) 甲状腺疾患 耳鼻科疾患 眼科的疾患　等
発達予後	運動面、知的面ともに強い遅れを示す。 言葉の使用は難しいが、サインや表情で応えることが可能なこともある。 気管挿管や呼吸補助が必要である。	運動面、知的面ともに強い遅れを示す。 言葉の使用は難しいが、サインや表情で応えることが可能なこともある。 気管挿管や呼吸補助が必要である。	ダウン症候群の子どもの多くは、支援クラスを利用しながら地元の学校や特別支援学校に通っている。 スポーツ、芸術などのさまざまな分野で活躍している人がいる。
寿命	90%は1年以内	胎児死亡も高頻度（50%） 50%は1か月、90%は1年	50〜60歳

表1　ダウン症候群、18トリソミー、13トリソミーの症状
※これらはすべて合併するとは限りません。また、症状の重症度や発達予後、寿命には個人差があります。
NIPTコンソーシアム：http://www.fetusjapan.jp/nipt/botai_03.html を改変

染色体における構造異常とは、染色体に切断が起こり、構造が一部変化したものです。染色体全体として過不足が生じていないもの（均衡型）と、過不足が生じているもの（不均衡型）とがあります（図16）。

均衡型の例として、相互転座（異なる染色体の一部が互いに入れ替わっている）があげられます。不均衡型の例としては、欠失（染色体の一部が欠けている）があります。染色体の構造異常は、さまざまな仕組みで起こり得ますが、すべてを合わせても

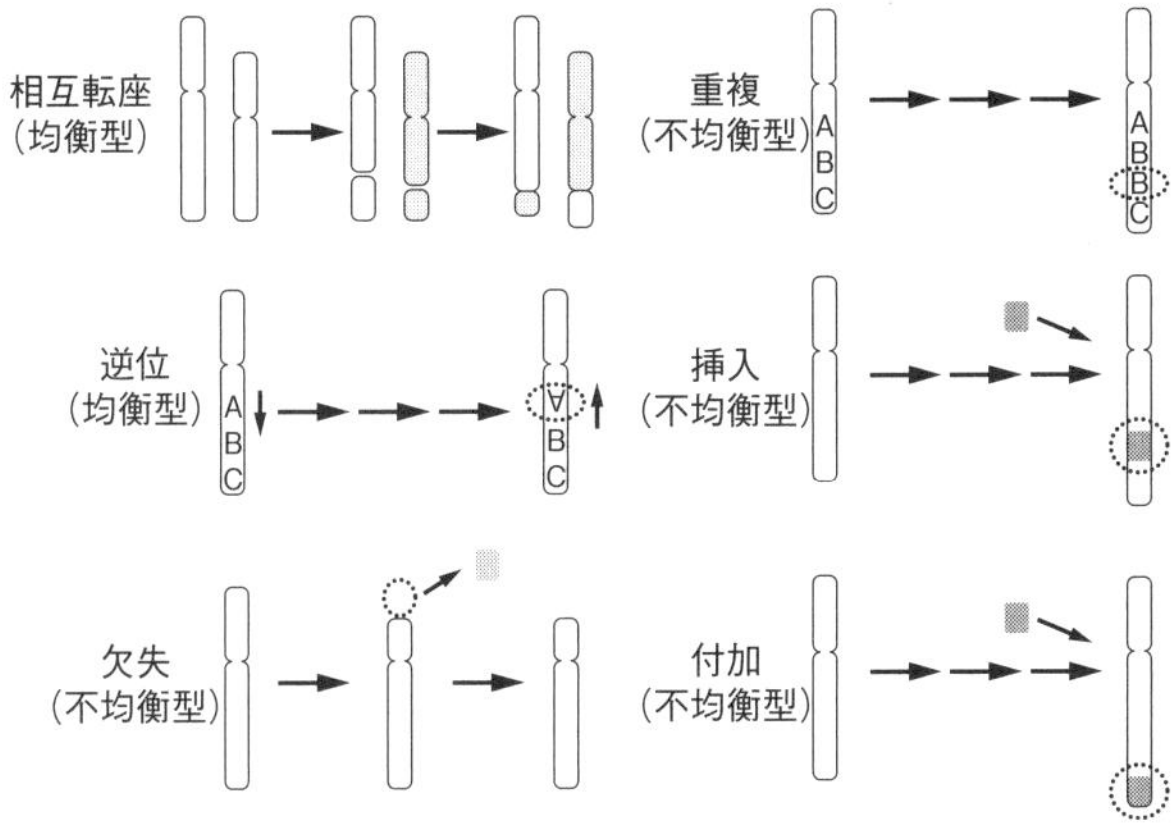

図16　染色体の構造異常

数的異常よりは少ない頻度です。全体としては、新生児の0・26%（約375人あたり1人）に生じています。

ダウン症候群は、新生児の染色体異常として最も多く、半数以上を占めています（図15）。また、その他の染色体異常よりも寿命が長いため、社会の中での認知度は高いと言えます。しかし染色体異常には、染色体全体もしくはその一部の過不足がこれまでにいろいろと報告されています。稀な染色体異常を含め、ダウン症候群以外にも、実はさまざまな種類が存在しているのです。

5　じつは20代が最多――妊婦年齢と胎児の染色体異常

✝精子よりも卵子で染色体異常が起きやすい理由

　近年の結婚年齢の高齢化に伴って、妊娠・出産年齢も上昇し、高齢妊娠や高齢出産の割合が増加しています。厚生労働省から発表される人口動態統計によると、２０１２年の出生数１０５万人のうち、約四分の一である26万人が、35歳以上で出産しています（表2）。

日本産科婦人科学会では、高年初産の定義を35歳以上の初産婦としていますが、高齢妊娠や高齢出産の定義は、明確には規定されていません。一般的には、高齢初産の定義である35歳を目安にして、35歳以上での妊娠や出産を指して〝高齢〟と付けることが多いようです。

　このような背景を踏まえ、本書では、35歳以上で出産に至るような妊娠を高齢妊娠と定義します。

妊婦年齢	出生数の総数	割合 (%)
14歳以下	44	0.0%
15 ～ 19	13 274	1.3%
20 ～ 24	104 059	9.9%
25 ～ 29	300 384	28.6%
30 ～ 34	373 490	35.5%
35 ～ 39	221 272	21.1%
40 ～ 44	37 437	3.6%
45 ～ 49	802	0.1%
50歳以上	41	0.0%
合計	1 050 803	100%

表2　妊婦年齢別の出生数
厚生労働省　平成24年（2012）人口動態統計の年間推計
http://www.mhlw.go.jp/toukei/saikin/hw/jinkou/suikei12/

高齢妊娠のリスクの一つとして、染色体異常があげられます。これは、最近、世間の注目を引くに至っている「卵子の老化」が、染色体の不分離に影響するからです。

前述したように卵子が作られるときには減数分裂が起きますが、その過程で、不分離と呼ばれるエラーが生じることがあります。そして、女性の加齢とともに卵子も歳をとることが、この不分離と関係があるとされています。卵子の減数分裂は、その女性が母親のお腹の中にいるとき、つまり胎児の時期に行われますが、生まれる前に途中で休止します。その後、思春期以降の排卵時の女性ホルモンによって、卵子になる細胞が刺激され目を覚まして、卵子の減数分裂が再開されます。こうして閉経までのあいだ、一カ月に一回ずつ減数分裂が行われ、卵子が作られます。

したがって、最も休止期が短い卵子でも初潮までの12～13年間、長いものは閉経までの50年以上も卵子の形成が休止していることになります。そのため、卵子は加齢に伴って歳をとり、減数分裂にエラーが起きる可能性が高くなり、染色体の数が22本、あるいは24本の卵子ができてしまうのです。

そして、この卵子が23本の染色体を持つ精子と受精すると、受精卵の染色体が45本、あるいは47本となって、胎児は染色体の数的異常を持つこととなります。

いっぽう精子は、思春期以降に毎日新しく作られるため、卵子ほど細胞の分裂にエラーが生じることはありません。前述のように、精子の減数分裂でのエラーが原因で起こるダウン症候群は、全体の約10%です。

†ダウン症児の母親の半数以上は35歳未満

実際のところは、高齢妊娠でも「ほとんど」の場合は健康な子どもが誕生します。

とはいえ、卵子の老化に伴って減数分裂の過程で染色体の不分離が生じやすくなるため、妊婦年齢が高いほど胎児の染色体異常の確率が増加するわけです（図17）。

これは、常染色体のトリソミー、特に頻度の高いダウン症候群（21番染色体のトリソミー）の確率が上昇することが影響しています。統計によって多少の違いはありますが、ダウン症候群の平均的な出生頻度は、800〜1000人に1人程度（約0・12%）です

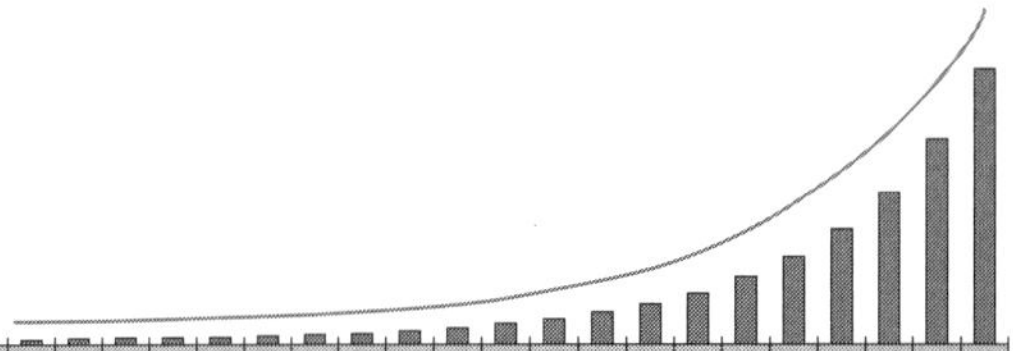

分娩時年齢	25	26	27	28	29	30	31	32	33	34	35	36	37	38	39	40	41	42	43	44	45
ダウン症候群 1）2）	1/1040	1/990	1/930	1/861	1/784	1/700	1/613	1/526	1/442	1/365	1/297	1/236	1/186	1/145	1/112	1/86	1/66	1/50	1/38	1/28	1/21
18トリソミー 1）3）4）	1/4054	1/3859	1/3625	1/3358	1/3055	1/2728	1/2389	1/2050	1/1723	1/1423	1/1153	1/922	1/727	1/568	1/439	1/337	1/256	1/196	1/148	1/112	1/85
全染色体異常 3）	－	－	－	－	－	－	－	－	－	－	1/135	1/105	1/83	1/65	1/51	1/40	1/31	1/25	1/19	1/15	1/12

図17　妊婦年齢と染色体異常の頻度（妊娠15〜27週、単胎）

1）Cuckle HS, Wald NJ, Thompson SG. 1987; 94: 387-402.
2）Cuckle HS, Wald NJ. 1990.
3）Hook EB, Cross PK, Schreinemachers DM. 1983; 249: 2034-2038.
4）Palomaki GE, Haddow JE, Knight GJ, Wald NJ, Kennard A, Canick JA, Saller DN Jr, Blitzer MG, Dickerman LH, 1995; 15: 713-723.

が、35歳で出産する妊婦では約３００人に１人（約０・３％）、40歳では約85人に１人程度（約１・２％）となります。20歳代では、ダウン症候群の子どもを妊娠する確率は〝ほぼ横ばい〟あるいは〝なだらかに上昇する〟ぐらいですが、35歳を超えると、急激に上昇を始めます。

ダウン症候群に限らず、一般に胎児が染色体異常である確率は、妊婦の高齢化と関連することが知られています（図17）。

高齢妊娠により受精卵の染色体の数的異常の頻度が増加することは、胎児の染色体異常のみならず、受精卵率や着床率の低下にもつながります。流産した胎児の半分以上は、染色体異常、とくに数的異常であることが知られています。

一般の平均流産率は15％程度とされますが、これが40歳代では40%程度にまで増加します。卵子の老化によって増加する染色体の不分離が、染色体の数的異常に影響することも一因です。

このような背景から、高齢妊娠と染色体異常のリスクの関連が注目されがちです。しかし、35歳未満若年妊婦層の出産数が約75%を占めるため（表2）、結果としてダウン症候群の児を持つ母親の半数以上は、35歳より若くなっています。

日本では、ダウン症候群の生児の母親のうち、48・9%が35歳以上の高齢妊娠となっており（2005年）、半数以上の母親は35歳未満です。高齢妊娠に由来するダウン症候群の生児の割合は、高齢妊娠が占める割合の増加とともに増えており、高齢妊娠が3・8%だった1975年では、18・2%でした。

米国では、35歳以上の高齢妊婦に対して広く出生前診断が提供されてきたにもかかわらず、多くのダウン症候群の子どもは出生前に診断されていませんでした。これは、全妊婦の大部分が35歳未満の妊婦であるため、高齢妊婦よりも胎児がダウン症候群であるリスクが低く、出生前診断を提案されていなかったためです。

こうした背景や、出生前診断の意思決定に関わる妊婦一人ひとりの価値観を尊重するために、米国産科婦人科学会は、妊婦年齢にかかわらず、出生前診断の選択肢を提供することを推奨する声明を2007年に出しています。

卵子は、女性の加齢にともなって歳をとります。妊娠する年齢が高くなればなるほど、減数分裂のエラーと、それによるダウン症候群などの染色体の数的異常も起こりやすくなります。

ただ、たとえ高齢妊娠ではない35歳未満の女性であっても、染色体異常の子どもを妊娠する可能性があることには、留意する必要があります。

6　出生前診断で何がわかるのか

†出生前診断の区分

「出生前診断」という言葉は、2012年8月末の新聞報道以降、テレビや新聞等で取り上げられる頻度が急激に増えました。ある全国紙の2012年8月29日付記事に「妊婦血液でダウン症診断」「精度99%、来月から」と発表されたことがきっかけです。いままでは

「新型出生前診断」とも呼ばれる、採血で非常に高い精度でダウン症候群などの染色体異常の有無を判定する新しい検査に関する報道でした。この記事が出て以降、胎児の疾患を調べる出生前診断そのものが、多くの人々に認知されることにもなりました。

日本産科婦人科学会が2011年に出した「出生前に行われる検査および診断に関する見解」によると、出生前診断とは「妊娠中に胎児が何らかの疾患に罹患していると思われる場合や、胎児の異常は明らかでないが、何らかの理由で胎児が疾患を有する可能性が高くなっていると考えられる場合に、その正確な病態を知る目的で検査を行うこと」であり、それによって診断の確定を行うことが基本的な目的です。

検査の区分としては、可能性を評価する「非確定的検査（スクリーニング検査など）」と、異常の有無を確定する「確定診断」を目的とする検査があり、その検査手法はさまざまです。胎児の疾患のなかでも、染色体や遺伝子のように生涯変化せず血縁者にも影響を与えうる個人の遺伝情報（ヒトの設計図）を検査する出生前診断は、「遺伝学的検査」と呼ばれ、その特性に十分配慮した対応が求められており、「妊婦および夫（パートナー）等にも十分な遺伝カウンセリングを行って、インフォームド・コンセントを得た上で実施する」と明記されています。

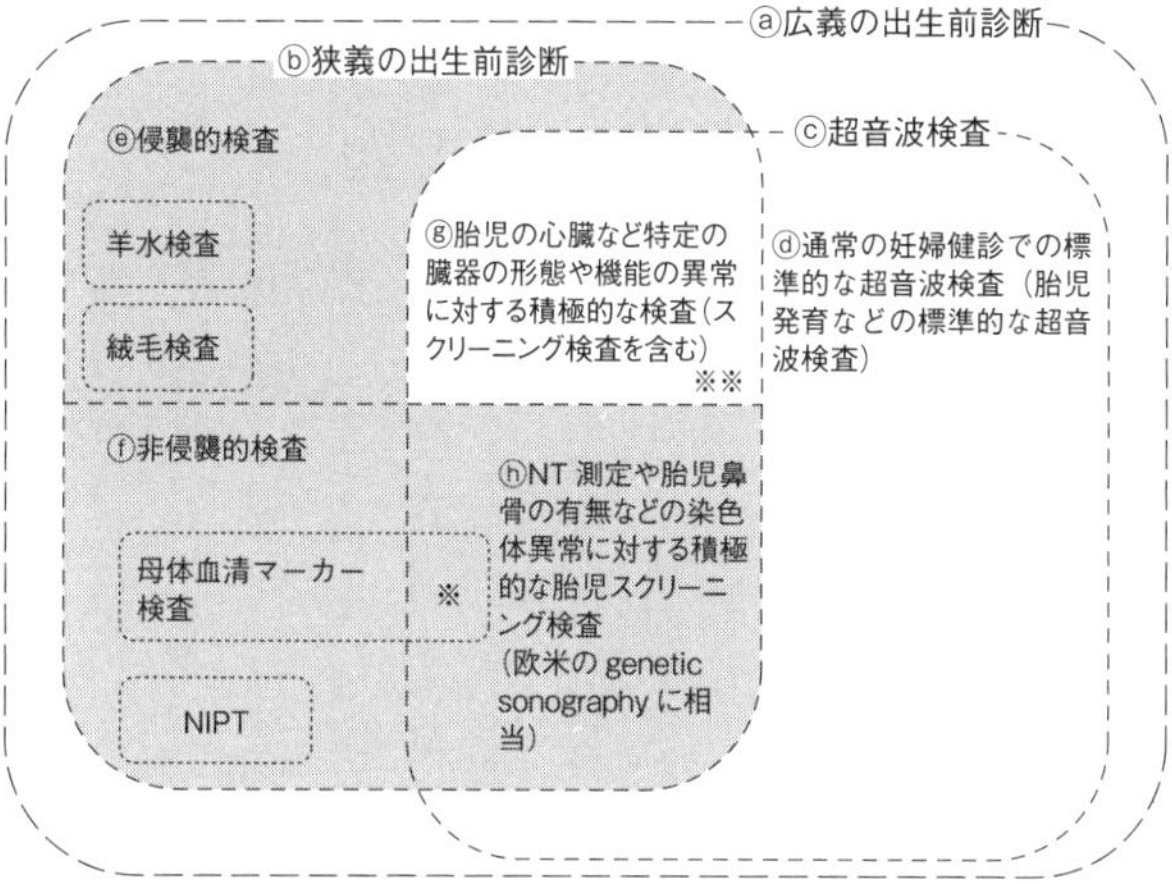

図18　出生前診断の検査の区分や手法
※は妊娠初期と中期の母体血清マーカー検査と超音波検査を組み合わせた複合スクリーニング検査であり、そのうちの１つが妊娠初期コンバインド検査です。日本では普及していませんが欧米諸国をはじめとした海外では標準的なスクリーニング検査とされています。また、この図は超音波検査についてしか記載していませんが、超音波検査以外の胎児の画像診断検査（MRIやCT）などは位置的には※※の部分に該当します。

検査手法としての出生前診断は、遺伝学的検査と画像診断検査（超音波検査など）に大きく分類されます。従来は、出生前診断とは染色体や遺伝子を検査するいわゆる遺伝学的検査を意味するというのが一般的な認識でした。ところが現在は、検査の目的によっては、画像診断検査である超音波検査が遺伝学的検査として実施されることもあります。

こうした出生前診断の検査の区分や手法について、まとめたものが図18です。

「広義の出生前診断ⓐ」は、出生

前に胎児の状態を調べるすべての検査・診断を含んでいます。そして超音波検査のうち、通常の妊婦健診で実施されている「標準的な超音波検査ⓓ」を除くものが、「狭義の出生前診断ⓑ」に位置づけられます。

超音波検査ⓒは、通常の妊婦健診で実施される「標準的な超音波検査ⓓ」と、「心臓など特定の臓器の形態や機能の異常に対する積極的な胎児スクリーニング検査ⓖ」、「NT（胎児の首の後ろのむくみの厚さ）測定や胎児鼻骨の有無などの染色体異常に対する積極的な胎児スクリーニング検査ⓗ」に分類されます。

この図で遺伝学的検査とは網掛けの部分の染色体分析に代表される「侵襲的検査（羊水検査・絨毛検査）ⓔ」、母体血清マーカー検査や新型出生前診断（NIPT）といった「非侵襲的検査ⓕ」「NT（胎児の首の後ろのむくみの厚さ）測定や胎児鼻骨の有無などの染色体異常に対する積極的な胎児スクリーニング検査ⓗ」を示しています。この部分の検査の実施には遺伝カウンセリングを必要とします。

狭義の出生前診断にはインフォームド・コンセントを必要としますが、そのうちこの網掛けの部分は遺伝学的検査に相当するので、インフォームド・コンセントだけではなく、遺伝カウンセリングが必要なのです。

通常の妊婦健診で実施される標準的な超音波検査ⓓは「狭義の出生前診断ⓑ」には含まれず、実施にあたってインフォームド・コンセントは必ずしも必要とはしませんが、超音波検査であっても「積極的なスクリーニング検査ⓖⓗ」については、遺伝学的検査であってもなくても、「狭義の出生前診断ⓑ」に位置づけられるので、インフォームド・コンセントが必要です。

日本産科婦人科学会の『産婦人科診療ガイドライン産科編2014』で、ⓓは通常超音波検査、ⓗは胎児超音波検査と呼んでいるものに相当します。

†「新型出生前診断」の特徴

胎児の疾患には、超音波検査で認められるような形態の異常により診断される疾患や、染色体異常、遺伝子レベルの変化による疾患など、さまざまなものがあります。それらのなかで、出生前診断の遺伝学的検査が対象とする胎児の疾患は、染色体異常や遺伝病です。

遺伝病の場合は、すでに特定の疾患の患者が家族内にいる場合に、初めて出生前診断を実施するかどうか（できるかどうか）を検討することとなります。そのため、出生前診断の対象となる妊婦は、限定されてきます。他方、染色体異常は前述のように年齢にかかわらず、すべての妊婦に起こり得る現象です。
染色体異常を検査することを前提に「出生前診断」と表現されることが多いのは、こうした背景があるからです。本書でも便宜上、染色体異常を対象とする出生前診断を「出生前診断」として説明します。

生まれつきなんらかの疾患（先天性疾患）を持って生まれる子どもは、3〜5％（およそ20〜30人に1人）の頻度で見つかりますが、染色体異常は、そのうちの25％（四分の一）

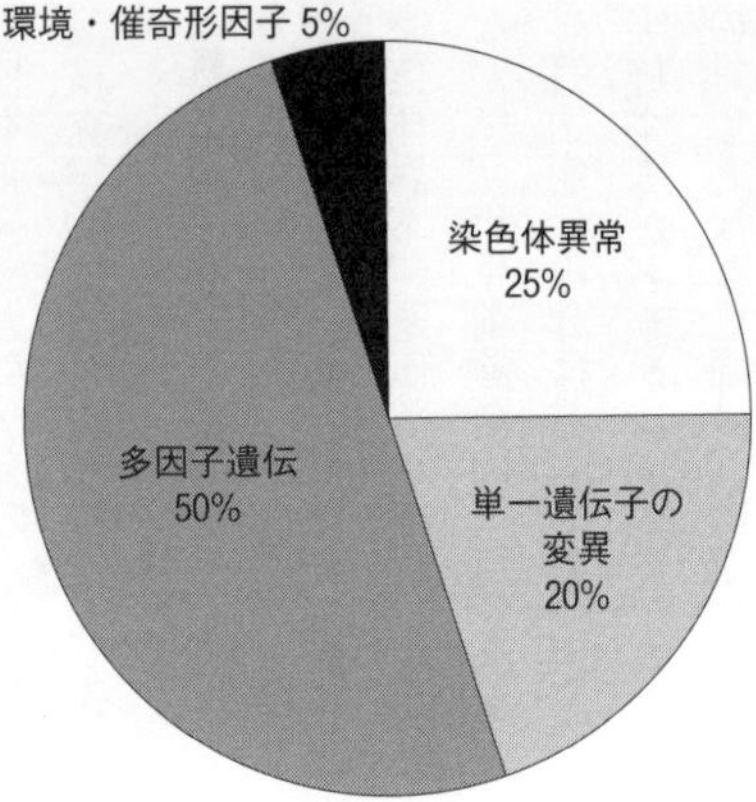

図19　先天性疾患の内訳
『トンプソン&トンプソン遺伝医学』p. 445

です（図19）。さらに、出生前診断で子どものすべての染色体異常疾患を見つけることができるわけではありません。検査の種類によって検査する染色体異常は異なり、染色体異常の有無を確定する検査か、可能性を評価する非確定的検査なのかによっても異なってきます。

さまざまな出生前診断の、それぞれの検査の特性は次章以降で詳しく説明しますが、

「新型出生前診断」がどのようなものかについてのみ、あらかじめ紹介します。

「新型出生前診断」とは、妊婦の血液中にある胎児のＤＮＡ断片の量から、胎児がダウン症候群や18トリソミー、13トリソミーである可能性を評価する、非侵襲的で非確定的な検査です。

ダウン症候群や18トリソミー、13トリソミーである可能性が高いことが判明した場合には、今度は診断を確定させるために、染色体分析が行われます。従来、日本における出生前診断の主な選択肢は、妊娠15週以降に妊婦の血液中のタンパク質やホルモンを測定し、胎児がダウン症候群や18トリソミーである確率を算出する母体血清マーカー検査と、羊水穿刺《せんし》による染色体分析（羊水検査）でした。

母体血清マーカー検査は「新型出生前診断」と同じく、非侵襲的で非確定的な検査です。プロゴルファーでタレントの東尾理子さんが受けたとされる「クアトロテスト」（この検査を実施しているラブコープ・ジャパン合同会社の商標です）も、母体血清マーカー検査の一つです。染色体分析は、絨毛検査によっても行うことができますが、２００８年の調査結果によると、日本では染色体分析の99％以上が、羊水検査によって行われています。

２００８年の時点で、日本では１万８７５２件の母体血清マーカー検査と、１万３４０

国名	非確定的検査の国の方針	非確定的検査受検率	確定的検査受検率
オーストラリア	全妊婦に選択肢が提供されるべき	60%[1] (2007)	7-8%[1] (2007)
デンマーク	全妊婦に選択肢が提供されるべき	84.4%[2] (2006)	5.4%[2] (2006)
イングランド&ウェールズ	全妊婦に選択肢が提供されるべき	88%[3] (2009)	2.9%[4] (2008)
オランダ	全妊婦に選択肢が提供されるべき	23.7%[5] (2009)	5.2%[5] (2009)
米国	全妊婦に選択肢が提供されるべき	70%[7]	5-10%[8] (2010)
台湾	35歳 ≧ 羊水検査 35歳 < 血清マーカー検査	65-80%[6]	高齢妊娠 70.7%[6] (2001)
日本	全妊婦への選択肢提示は推奨されていない	1.7%[9] (2008)	1.2%[9] (2008)

表3　出生前診断の受検率　国別比較

1.Genetics Education in Medicine Consortium. 2007.
2.Ekelund CK, Jørgensen FS, Petersen OB, Sundberg K, Tabor A 2008. 337: a2547
3.National Down Syndrome Cytogenetic Register. 2009.
4.Morris JK, Waters JJ, de Souza E. 2012; 326: 596-601.
5.Lichtenbelt KD, Alizadeh BZ, Scheffer PG, Stoutenbeek P, Schielen PC, Page-Christiaens LC, Schuring-Blom GH. 2011; 31: 765-772.
6.Jou HJ, Kuo YS, Hsu JJ, Shyu MK, Hsieh TT, Hsieh FJ. 2005; 25: 665-670.
7.Palomaki GE, Deciu C, Kloza EM, Lambert-Messerlian GM, Haddow JE, Neveux LM, Ehrich M, van den Boom D, Bombard AT, Grody WW, Nelson SF, Canick JA. 2012; 14: 296-305.
8.Frost and Sullivan, 2011.
9.Sasaki A, Sawai H, Masuzaki H, Hirahara F, Sago H, 2011; 31: 1007-1009.

2件の羊水検査が行われていることがわかっています。現在では、約2万件の母体血清マーカー検査と、約1万6000件の羊水検査が行われていると推定されており、妊婦の受検率を2012年の出生数から換算すると、それぞれ1・9%と1・5%となります。

日本での出生前診断の受検率は、諸外国と比較すると顕著に低くなっています（表3）。これは、出生前診断に対する各国の方針が異なることが大きな理由です。日本では、1994年に母体血清マーカー検査が導入されました。しかし、急速に普及したため、妊婦さんの不安を引き起こし社会問題となりました。当時の遺伝カウンセリング体制の不充分さも考慮されて、1999年には「厚生科学審議会先端医療技術評価部会・出生前診断に関する専門委員会」によって「母体血清マーカー検査に関する見解」が出されました。

これには、「医師は妊婦に対し本検査の情報を積極的に知らせる必要はなく、本検査を勧めるべきでもない」と記されています。この見解が示されてから10年以上が経過し、日本における妊婦さんや社会の母体血清マーカー検査に対する認識、遺伝カウンセリング体制の整備状況が変化してきたことも踏まえて、日本産科婦人科学会は2011年に「出生前に行われる検査および診断に関する見解」を改定し、「母体血清マーカー検査を行う場合には、適切かつ充分な遺伝カウンセリングを提供できる体制を整え、適切に情報を提供する条件で施行する」方針を提言しています。

これはどういうことを意味するのでしょうか。つまり、現在の日本では、すべての妊婦さんを対象とした出生前診断については、社会的なコンセンサスが得られていないということです。一方、米国や英国、デンマークやオランダなどでは、妊婦さんの年齢にかかわらず、すべての妊婦に出生前診断の選択肢を提供することが推奨されています。国際出生前診断学会では、「すべての妊婦は非確定的検査についての情報を得るべきであり、専門家と話し合う機会を得てから検査を受けるかどうかの意思決定を行うべきである」としています。その上で「各国で提供されている医療システムによって異なることが多い」としていて、インフォームド・チョイス（情報を得た上での選択）を推奨しながらも、検査体制は国によって異なることを示しています。

出生前診断の選択肢を提供することを推奨しているヨーロッパ各国では、妊娠初期コンバインド検査（妊娠11週から13週6日に採血と超音波検査によるNTの値を組み合わせて、胎児がダウン症候群、18トリソミーである確率を出す非確定的検査）を第一の選択肢として採用しています。

本書では、胎児の染色体異常を検査する出生前診断について、非確定的なスクリーニング検査と、確定診断を目的とする確定的検査に分類した上で、欧米諸国の検査の紹介も交えながら、各検査の特性について概説します（第2章、第3章）。

すでに述べたように、「新型出生前診断」の実施が開始される前から、日本ではその他の方法で出生前診断が実施されてきました。それらすべての検査には、利点と欠点（限界）があり、また受検できる妊娠週数も異なってきます。出生前診断の選択肢が増えていく中で、一人ひとりの妊婦が出生前診断に対して自分らしい選択ができるよう（検査を受けないことも含め）、第4章では意思決定の手引きとして、年齢や週数、目的別の選択肢を提示しています。

理想としては、日本で取り扱い可能な出生前診断の選択肢がすべて提供される医療機関を受診し、遺伝カウンセリングを経て、受検の有無や検査の種類を選択できるとよいでしょう。しかし日本の現状では、そうした医療機関は限定されているということは、先に述べておきます。

第2章

スクリーニング検査――非確定的な検査

1　スクリーニング検査と診断は違う

†東尾理子さんのケース

「はじめに」で述べましたように、出生前診断の検査方法は、確定的検査と非確定的検査の二つに分けることができます。胎児の染色体異常を診断するのが「確定的検査」であり、胎児がなんらかの染色体異常である可能性が高い妊婦さんと低い妊婦さんを振り分ける（スクリーニングする）検査が「非確定的検査」です。

本章で紹介する母体血清マーカー検査や胎児の首の後ろのむくみ（NT）を測る超音波検査、妊娠初期コンバインド検査、新型出生前診断は、あくまで胎児が染色体異常にかかっている可能性が高いかどうかを評価するスクリーニング検査で、非確定的検査です。スクリーニング検査だけでは胎児の異常の有無を診断することはできないため、羊水検査のような確定的検査を行って診断する必要があります。

例えば、2012年6月にプロゴルファーでタレントの東尾理子さんが、ブログで自身の経験として公表し話題になったクアトロテスト（母体血清マーカー検査の一つ）でわかるのは、胎児がダウン症候群である確率です。東尾理子さんは「82分の1の可能性って言われました」と公表しました。続けて、「羊水染色体分析（羊水検査）をすれば、100％の結果がわかりますがどうしますか？　ってお医者様に聞かれました」と書いています。

つまり、クアトロテストのような非確定的なスクリーニング検査では、100％確実な結果、はっきりした結果を知ることはできないのです。検査を受けた妊婦さんは、検査結果を知った後に、羊水検査のような確定的な検査を受ける必要があるかどうかを考えることになります。

しかし、こうした検査の趣旨を充分に把握しないまま、とりあえず「安心を得たい」という思いでクアトロテストを受ける妊婦さんの中には、想定していたよりも高い確率の結果を示されて、動揺してしまう人も多いようです。「安心を得る」はずであった検査によって、逆に不安に陥ってしまうのです。

†スクリーニング検査の利点

不安を生むこともあり、しかも診断が確定しないスクリーニング検査をなぜ受けるのか、と疑問に思う人がいるかもしれません。しかしスクリーニング検査には、明らかな利点があります。それは流産のリスクがないという点です。第3章で詳しく説明しますが、羊水検査のような確定的検査では、診断が確定するものの、流産のリスクが生じます。

流産のリスクを回避するために、まず非侵襲的なスクリーニング検査を行います。その結果により、「流産リスクがあるが診断は確定する」確定的検査を受ける必要があるかどうかを判断することになります。スクリーニング検査にはこのような目的があることを、まずは知っておきましょう。

2 母体血清マーカー検査――トリプルマーカーテスト、クアトロテスト

†母体血清マーカー検査の結果は、あくまで「確率」

スクリーニング検査の一つである母体血清マーカー検査は、妊婦さんからの採血による非侵襲的・非確定的検査です。妊娠15週から18週頃に採血した血液中の成分を測定し、胎児が染色体異常であるダウン症候群、18トリソミー、また染色体異常ではありませんが開放性神経管欠損症という疾患である確率を明らかにします。つまり、胎児がこれら三つの疾患である確率を出すためのスクリーニング検査です。羊水検査をはじめとした侵襲的・確定的検査の実施や、より正確な情報を得るための画像診断を行う必要があるかどうかを考えるためにする検査だ、という言い方もできます。

ダウン症候群の検査として取り上げられることが多い母体血清マーカー検査ですが、当初は開放性神経管欠損症のための検査でした。1975年頃英国では、開放性神経管欠損症の子どもが高い頻度で生まれていました。開放性神経管欠損症とは、妊娠初期に赤ちゃんの神経管が正常に形成されないために、赤ちゃんの脳や脊髄に障害が起きている状態です。代表的な疾患として、二分脊椎《にぶんせきつい》（脊髄が正常に形成されない場合）や無脳症（頭蓋骨が正常に形成されないために、脳が発達しない場合）があげられます。

こうした疾患の胎児がいる妊婦さんの血液を調べると、α－フェトプロテイン（AFP）というタンパク質の値が高くなります。この結果を踏まえて、無脳症や二分脊椎のスクリーニング検査として使われるようになったのが母体血清マーカー検査の始まりです。米国でもこの結果が再確認されスクリーニング検査として用いられたところ、ほぼ80％以上の確率で開放性神経管欠損症を見つけることができ、開放性神経管欠損症のスクリーニング検査として確立されました。

1984年になって、ダウン症候群の胎児を妊娠している妊婦さんの血液の中のAFPが低いという報告が出されました。それが、ダウン症候群でない子どもを妊娠している妊婦さんの血液中のAFPよりも低いという点に着目して、低い値を示す群を対象に羊水検査など確定的検査をすればダウン症候群を効率よく見つけることができるのではないかという報告がなされたわけです。

その後、妊婦さんの血液中の絨毛性ゴナドトロピン（hCG）は、ダウン症候群を妊娠している妊婦さんの値は正常の胎児を妊娠している妊婦さんよりも高い。また、エストリオール（uE3）というホルモンはダウン症候群を妊娠している妊婦さんでは低値を示すということがわかりました。この三つを組み合わせた検査がいわゆるトリプルマーカーテストというものです。

日本で行われている非確定的検査の中では、妊娠15週から21週6日までに行うこの母体血清マーカー検査（検査結果を見てから羊水検査を受ける可能性を考慮すると18週頃までに受ける必要があります）が主流で、二つの検査が利用されています。

血液中の三つの成分（AFP、hCG、uE3）を調べる「トリプルマーカーテスト」と、新たにもう一つの成分（Inhibin《インヒビン》 A）を加えた「クアトロテスト」です。こうした血液中の成分は、妊娠中に胎児または胎盤で作られるタンパク質やホルモンであり、胎児が検査の対象疾患であるかどうかによって値が変化します。

例えば、胎児がダウン症候群の場合には、AFPとuE3の値が低くなり、hCGとInhibin Aの値が高くなる傾向があります（図20）。調べる成分の数が多いほど、検査の正確性は増大します。

	AFP	hCG	uE3	Inhibin A
ダウン症候群	↓	↑	↓	↑
18トリソミー	↓	↓	↓	−
開放性神経管欠損症	↑	−	−	−

図20　検査の対象疾患と成分の変動

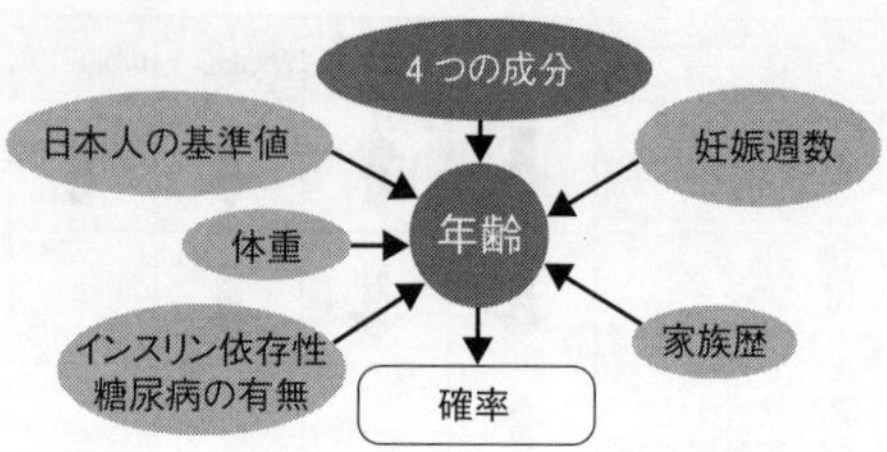

図21　確率に影響を与える因子

対象疾患である確率は、妊婦さんの血液中の成分と妊婦さんの年齢、および図21のような情報を考慮して、計算されます。

母体血清マーカー検査の結果は、あくまで「確率」です。ダウン症候群の確率が1／500であれば、「同じ1／500（0・2%）の結果を得た妊婦さんが500人いたとすると、その中の1人（0・2%）がダウン症候群の子どもを妊娠している可能性があり、残りの499人（99・8%）の妊婦さんの胎児はダウン症候群ではありません」というように解釈します。

検査により判明した確率が、仮に1／10（10%）であれば、高いと感じる人が多いでしょうし、1／1000（0・1%）であれば低いと感じる人が多いでしょう。しかし当然ながら、たとえ1／10（10%）でも、10人に9人（90%）の妊婦さんはダウン症候群の子どもを妊娠しておらず、1／1000（0・1%）であってもダウン症候群の子どもが生まれることがあります。

またクアトロテストでは、確率の報告に加え、確率が基準値1／295よりも高い場合に「スクリーニング陽性」、低い場合には「スクリーニング陰性」と判定されます。

ダウン症候群がスクリーニング陽性では、「胎児がダウン症候群である確率は判定基準値より高いけれど、生まれる子どもが必ずダウン症候群であるということではありません」と解釈します。一方、スクリーニング陰性は「胎児がダウン症候群である確率は判定基準値より低いけれど、ダウン症候群である子どもが絶対に生まれないということではありません」と解釈します。

判定基準値の1／295は、検査会社が設定したものです。ダウン症候群の場合には、従来から高齢妊娠（高年妊娠とも言われます。一般には出産時に35歳以上の方を指しますが、施設や医師によって異なる場合もあります）として侵襲的な診断検査の対象となっている35歳の妊婦さんの胎児がダウン症候群である確率（35歳の年齢確率）や、羊水検査に伴う流産リスク、検査の精度を考慮して「1／295」が判定基準値として採用されています。

母体血清マーカー検査では、妊婦さんの年齢が重要になります。年齢の高い妊婦さんほど、確率が高くなる傾向があります。これは、妊婦さんの年齢が高くなるほど、ダウン症候群や18トリソミーの子どもが生まれる頻度が高くなることから、確率の計算に使う年齢確率が高くなるためです。

妊婦さんの年齢	受検者数	ダウン症候群		18 トリソミー		開放性神経管欠損症	
		スクリーニング陽性者数	スクリーニング陽性率	スクリーニング陽性者数	スクリーニング陽性率	スクリーニング陽性者数	スクリーニング陽性率
25 未満	1,796	34	1.9%	5	0.28%	3	0.17%
25-29	7,626	223	2.9%	21	0.28%	31	0.41%
30-34	15,910	1,008	6.3%	84	0.53%	45	0.28%
35-39	21,085	3,769	17.9%	298	1.41%	81	0.38%
40 以上	5,254	2,072	39.4%	208	3.96%	23	0.44%
全年齢	51,671	7,106	13.8%	616	1.19%	183	0.35%

表4　妊婦さんの年代別のスクリーニング陽性率
ラボコープ・ジャパン　クアトロテスト資料

クアトロテストを提供している検査会社（ラボコープ・ジャパン）のデータによると（表4）、ダウン症候群と18トリソミーがスクリーニング陽性となる人の割合（スクリーニング陽性率）は、妊婦さんの年齢が高くなるほど増えています。

一方、開放性神経管欠損症の出生頻度と妊婦さんの年齢は関連がないとされていて、確率の計算でも妊婦さんの年齢は考慮されていません。

妊婦さんの年齢が高くなると、ダウン症候群や18トリソミーのスクリーニング陽性率は高くなりますが、当然ながら高齢のすべての妊婦さんがスクリーニング陽性となるわけではありません。

35歳では、ダウン症候群のスクリーニング陽性率は11・9％であり、88・1％はスクリーニング陰性です。40歳であってもスクリーニング陽性率は32・8％で、残りの67・

2％はスクリーニング陰性です。高齢妊娠として侵襲的な診断検査の対象となっている35歳以上の妊婦さんであっても、半数以上はスクリーニング陰性となっていることがわかります。

したがって高齢の妊婦さんであっても、流産のリスクを回避するために、クアトロテストの結果を見てから羊水検査を受けるかどうかを考える人もいます。

†検査の限界

母体血清マーカー検査を受けるかどうかを考える上で、検査の正確性について知りたい人も多いと思います。クアトロテストを受けた妊婦さん1万9112人を対象とした調査では、妊婦さんの約9％（1763例／1万9112例）が判定基準値1／295よりも高いスクリーニング陽性の結果で、そのうち実際に胎児がダウン症候群であったのは2・2％（39例／1763例）でした。これは、同時にスクリーニング陽性であっても97・8％の胎児はダウン症候群ではなかったことも意味します。

また、判定基準値1／295以下でスクリーニング陰性の結果の妊婦さんでは、99・9％（1万7343例／1万7349例）の胎児は、本当にダウン症候群ではありませんでし

	ダウン症候群	ダウン症候群ではない	合計
スクリーニング陽性	39	1724	1763
スクリーニング陰性	6	17343	17349
合計	45	19067	19112

表5　クアトロテストの精度（ダウン症候群）
ラボコープ・ジャパン　クアトロテスト資料
・感度（検出率）：胎児がダウン症候群である妊婦さんのうち、検査がスクリーニング陽性であった人の割合：86.7%（39例/45例）
・特異度：胎児がダウン症候群ではない妊婦さんのうち、検査がスクリーニング陰性であった人の割合：91.0%（17,343例/19,067例）
・陽性的中率：2.2%（39例/1,763例）スクリーニング陽性であった妊婦さんのうち、胎児がダウン症候群であった人の割合
・陰性的中率：99.9%（17,343例/17,349例）スクリーニング陰性であった妊婦さんのうち、胎児がダウン症候群でなかった人の割合

た。しかし、胎児がダウン症候群である可能性はゼロとは言えません。具体的にはスクリーニング陰性であった妊婦さんの０・０３％（６例／１万７３４９例）の胎児がダウン症候群であったこともわかっています。ここに、スクリーニング検査であるクアトロテストの限界が見えています。

以上のデータをもとにクアトロテストの正確性を表５にまとめてみました。検査の精度は、通常は四つの指標「感度（検出率）」「特異度」「陽性的中率」「陰性的中率」で示されます。

母体血清マーカー検査を受けた妊婦さんは、その結果を確認した後に、羊水検査を受けるかどうかを決めることになります。その際は、検査結果（確率やスクリーニング陽性／陰性）に加えて、羊水検査による流産リスクや年齢確率も考慮すべき点です。

例えば、40歳の妊婦さんが「ダウン症候群：1／100」でスクリーニング陽性である場合は、40歳の年齢確率である1／86よりは低く、羊水検査の流産リスク（1／300）よりは確率が高いということになります。

一方、28歳の妊婦さんが「ダウン症候群：1／400」でスクリーニング陰性であった場合には、28歳の年齢確率である1／861よりは高く、羊水検査の流産リスク（1／300）よりは低い確率ということになります。

このような結果が出た場合、みなさんは羊水検査を受けるでしょうか。検査を受ける前にどのくらいの確率であれば羊水検査に進むのか、目安とする確率をご夫婦で考えておくと、検査結果が出た後に気持ちを整理しやすいのではないでしょうか。

†日本における現状

欧米諸国の一部では、すべての妊婦さんに出生前診断の選択肢が提示されていて、大多数の妊婦さんが出生前診断として非確定的検査を受けている国もあります。日本ではそのような方針はありません。日本で行われている主な非確定的検査は母体血清マーカー検査で、その件数は2008年時点では1万8752件、現在では約2万件だと推定されています。妊婦の受検率を2012年の出生数から換算すると、約1・9%です。

日本では1994年に、母体血清マーカー検査が初めて海外より導入されました。その後、適切な遺伝カウンセリングなしに急速に普及したために妊婦さんの不安を引き起こし、社会問題となったほどです。そうした状況と当時の遺伝カウンセリング環境の不充分さも考慮され、1999年には「厚生科学審議会先端医療技術評価部会・出生前診断に関する専門委員会」が、「母体血清マーカー検査に関する見解」で、「医師は妊婦に対し本検査の情報を積極的に知らせる必要はない」としました。それ以降、この見解に準拠して検査が行われてきたという背景があります。

しかし、右の見解が示されてから10年以上が経過したこともあり、日本の妊婦さんや社会における母体血清マーカー検査に対する認識、遺伝カウンセリング体制の整備状況も変化してきました。

このような経緯をふまえ、日本産科婦人科学会は2011年に「出生前に行われる検査および診断に関する見解」の改定を行います。すなわち、「母体血清マーカー検査を行う場合には、適切かつ十分な遺伝カウンセリングを提供できる体制を整え、適切に情報を提供する条件で施行する」こととしたのです。

母体血清マーカー検査を受けた後には、限られた時間の中で侵襲的な羊水検査を受けるかどうかを決めることになりますので、母体血清マーカー検査を希望する場合には、羊水検査に慣れていて、遺伝カウンセリング体制も整った施設を最初から紹介してもらうのがよいでしょう。

母体血清マーカー検査のまとめ

①スクリーニング（振り分ける）検査であるため、確定診断はできません。
②染色体異常としては、ダウン症候群や18トリソミーが検査の対象で、その確率を計算する検査です。
③染色体異常以外の異常では、開放性神経管欠損症も検査の対象です。
④右記以外の胎児の異常は、検査の対象ではありません。
⑤結果は確率で示され、一定の判定基準値よりも確率が高いか低いかで、確定診断できる検査（羊水検査）を必要とするかどうかを判断します。

⑥ダウン症候群の陰性的中率は99％以上ですが、陽性的中率は2％です（クアトロテスト）。
⑦妊婦さんの年齢が高いと確率が高く出て、スクリーニング陽性の割合も増加します。
⑧確定診断検査ではないので、染色体異常の確率が、
・高いという結果でも、最終的に異常かどうかの確定には羊水検査が必要です。
・低いという結果でも、確実に正常かどうかはわかりません。
⑨開放性神経管欠損症の診断には、詳しい超音波検査が必要です。詳しい超音波検査の必要性を判断する検査として、羊水検査による羊水α－フェトプロテイン（ＡＦＰ）検査があります。
⑩新生児の3％程度にはなんらかの先天性疾患があるとされているので、染色体異常がなくても、そうした疾患が見つかることがあります。

3　超音波検査によるスクリーニング検査

†ソフトマーカーとは何か

妊婦健診では、胎児の発育状況の観察と異常の早期発見のために、超音波検査が利用されています。

出生前診断として利用する超音波検査には、胎児の疾患を診断して、胎児の治療や出生後の治療に結びつけるための確定的検査としての画像診断と、染色体異常などの非確定的なスクリーニング検査があります。

画像診断の目的は、形態の異常を伴う胎児の疾患を正確に診断して、胎児の状態が良くなるように原因を究明し、適切な治療を行うことです。他方、こうした明らかな胎児の異常とは別に、形態の異常を伴わない疾患の場合には、超音波検査では診断が困難です。

しかし、超音波検査で胎児を見ていると、それ自体では異常なのか正常なのか判断でき

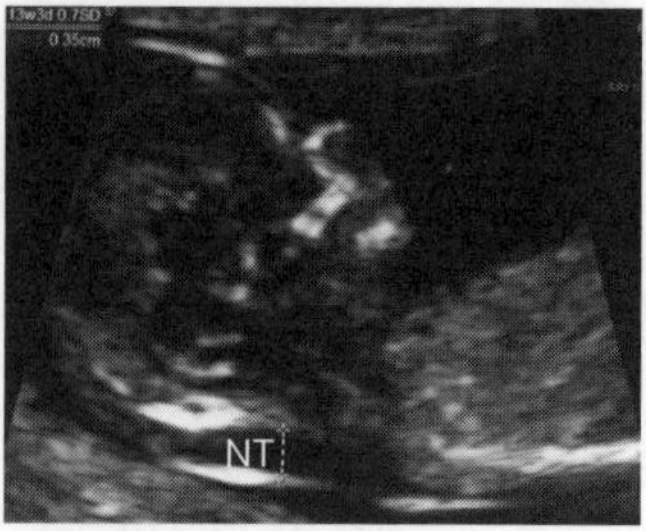

図22　超音波検査で測定されたNT
（埼玉医科大学病院 亀井良政教授提供）

ないものの、染色体異常などの疾患である可能性が高い所見である「ソフトマーカー」が見つかることがあります。

ソフトマーカーとは、胎児の疾患そのものを診断するのではなく、超音波所見の特徴から胎児が染色体異常などである可能性が推測されるサインです。したがって前述の母体血清マーカー検査と同様に、「流産リスクはないが診断は確定しない」スクリーニング検査であり、その診断を確定するには、羊水検査のような確定的な「診断」検査が必須です。

胎児の首の後ろのむくみが発見されたら

ソフトマーカーの一つが「NT：Nuchal Translucency」という、妊娠初期（11週から13週6日）に見られる胎児の首の後ろのむくみです。

NTは程度の差はあれ、ほとんどすべての胎児に存在します。ただし、この部分の厚みが大きくなる（NT肥厚《ひこう》）ほど、染色体異常や心臓の疾患などの先天性疾患である可能性

NT	染色体異常	染色体正常・胎児死亡	染色体正常・大奇形	正常
95パーセンタイル以下	0.2%	1.3%	1.6%	97.0%
95-99パーセンタイル	3.7%	1.3%	2.5%	93.0%
3.5-4.4 mm	21.1%	2.7%	10.0%	70.0%
4.5-5.4 mm	33.3%	3.4%	18.5%	50.0%
5.5-6.4 mm	50.5%	10.1%	24.2%	30.0%
6.5 mm 以上	64.5%	19.0%	46.2%	15.0%

表6　NT肥厚の程度と染色体異常の頻度
Nicolaides KH: The 11-13 +6 weeks scan, Fetal Medicine Foundation, London, 2004. http://www.fetalmedicine.com/fmf/FMF-English.pdf

が高まることが知られています。NT肥厚の厳密な基準値は決まっていませんが、3㎜や3・5㎜を基準としている医師が多いようです。

ただしNT肥厚の場合でも、健康な子どもが生まれることは十分に期待できます。例えば、3・5〜4・4㎜であっても、約80%の胎児は染色体異常ではありませんし、6・5㎜以上であっても、約35%の胎児は染色体異常ではなかったとの報告があります（表6）。

一方、胎児に染色体異常があっても、必ずしもNT肥厚が認められるわけではありません。例えば、英国のある大規模研究は、胎児がダウン症候群である妊婦さんのうちNT肥厚があった人の割合は58%（偽陽性率〈ダウン症候群ではない妊婦さんのうち、検査で誤って陽性と判定される方の割合〉は5%）であったと報告しています。

しかし、NT肥厚は胎児が染色体異常である確率が上昇するソフトマーカーとして確立されているので、不安のある場合には、確定診断検査である絨毛検査や羊水検査を希望するのも一つの選択肢となります。絨毛検査については、第3章で詳しく説明します。

また、胎児に染色体異常がなくても、心臓の疾患などの先天性疾患の場合にNT肥厚となることがあります。NT肥厚が大きくなるほど、胎児に染色体異常やその他の先天性疾患がなく健康である可能性は低くなります。NTが、3・5〜4・4㎜では70％ですが、6・5㎜以上では15％です。逆に言うと、NTが6・5㎜以上であった100人のうち15人の妊婦さんからは、健康な子どもが出生していることになります。そうした場合、なぜその胎児にNT肥厚が認められたのかはわかりません。

妊婦健診の初期の超音波検査で、偶然NT肥厚が見つかることがあり、思いがけずNT肥厚を指摘されて戸惑う妊婦さんも多いようです。しかし、正確なNT計測には経験や訓練が必要であるため、通常の妊婦健診でNTの厳密な計測は困難であると言われています。

日本産科婦人科学会／日本産婦人科医会は、『産婦人科診療ガイドライン産科編2014』で、産婦人科医には、「NT検査の存在を積極的に妊婦に知らせる義務はない」としています。そして、NT肥厚が見つかったときには、「施設ごとに方針を立てることになるが、遺伝カウンセリングが可能な施設に紹介することも考慮する」としています。したがって、NT計測に対する体制は、医療機関によって異なっているのが現状です。

超音波検査で、胎児の形態異常やソフトマーカーを調べる技術には個人差があり、NTの測定は、本来は胎児診断の超音波検査の専門的な訓練を積んだ医師が行うものなのです。英国や米国では、NT計測の資格を認定する組織が存在して、有資格者のみがNTを測定しています。日本にはそうした組織はなく、資格の取得義務もありませんが、妊婦健診で胎児の生存と発育の確認のために、ほぼ毎回超音波検査を行っています。そのため、図らずもNT肥厚が観察されてしまうことがあります。

NT肥厚を指摘された場合には、イギリスやアメリカのNT計測の資格を取得している医師や超音波検査の技術の高い医師（超音波専門医）、遺伝カウンセリング体制の整った施設を紹介してもらうのがよいでしょう。

†超音波検査の専門外来がある

NT以外のソフトマーカーとしては胎児の、静脈管逆流、心臓の三尖弁逆流、鼻骨低形成・無形成などが知られています。ただしNT以外は、積極的に出生前診断をしようとした場合にのみ行う超音波検査によってしか見つけられません。一般の妊婦健診で偶然に見つかるということは、通常ありません。

胎児を本格的に診てもらいたい場合には、通常の健診とは別に「胎児超音波スクリーニング」「超音波外来」「胎児ドック」などの名称で、超音波専門医が希望者に対してソフトマーカーや胎児の疾患を調べる出生前診断を目的とした超音波検査を行っていますので、こうした専門の外来を受診するのが良いでしょう。最近では、超音波検査の専門外来を設けている病院も増えてきましたが、内容は統一されているわけではありません。たとえば、同じ「胎児ドック」という名称を掲げている病院であっても、見なければいけない項目など特に規定があるわけではなく必ずしも同一ではありません。

また、たとえ同じ超音波の機械を使っていても、映し出される画像は超音波検査を行う担当者の技量によって違います。さらに、同じ画像が映し出されたとしても、それをどのように解釈するかどうかも、担当者によって違ってくるでしょう。

そのため、胎児をよく調べてもらいたいと思っている妊婦さんには、詳しい超音波検査を受ける病院選びが重要です。病院選びのポイントとしては、超音波検査の技術が高い医師（超音波専門医）や、検査前や検査後の説明に対応できる専門家（臨床遺伝専門医や認定遺伝カウンセラー）がいるかどうかが目安となってくるでしょう。

専門外来を受診してソフトマーカーが見つかった場合に、妊婦さんはそれを知ることで、正確な診断のために侵襲的な絨毛検査や羊水検査を受けるかどうかを考えることができます。しかし同時に、はっきりした異常ではないのに、それを知ったことによって侵襲的な検査を受ける負担が増えたり、胎児の状態への不安が大きくなったりすることもあります。これは、「胎児に異常がないことを確認したいから」と、詳しい超音波検査を受けた妊婦さんにとっては非常に辛い状況かもしれません。「胎児が疾患である可能性はどの程度なのか」、「流産リスクのある侵襲的な検査を受けるべきか」など、当然ながら今後の選択について悩まれるご家族が多いようです。

超音波検査の専門外来と一緒に、認定遺伝カウンセラーや臨床遺伝専門医による「遺伝カウンセリング」を行っている病院では、正しい情報をもとに気持ちの整理をしながら時間をかけて充分に考え納得のいく選択ができるよう、サポートする体制を整えています。

超音波検査によるスクリーニング検査のまとめ

①出生前診断を目的とした超音波検査の一つに、胎児が染色体異常である可能性をスクリーニングする検査があります。

②胎児が染色体異常や心臓などの先天性疾患である可能性が高い状態であることを示す超音波所見を、「ソフトマーカー」と呼びます。

③胎児の疾患そのものを診断するのではなく、超音波所見の特徴から胎児が染色体異常などである可能性を推測するスクリーニング検査であり、診断の確定には羊水検査のような確定的検査が必須です。

④妊娠初期の11週から13週6日に見られる胎児の首の後ろのむくみ（NT）は、ソフトマーカーの一つで、胎児が染色体異常などの先天性疾患である可能性が上昇します。

⑤NT肥厚があっても、必ずしも胎児が染色体異常であるわけではありません。3・5～4・4㎜でも、80％弱の胎児は染色体異常ではないことが報告されています。

⑥正確なNT計測には経験や訓練が必要で、一般的な妊婦健診ではNT計測の正確さ

に限界があると考えられています。NT肥厚を指摘された場合には、超音波専門医や遺伝カウンセリング体制の整った施設を紹介してもらいましょう。

⑦産婦人科医には、NT検査の存在を積極的に知らせる義務はないとされています。また、NT肥厚が見つかった場合には、施設ごとに方針を立てることになりますが、遺伝カウンセリングが可能な施設を紹介することも考慮する、とされています。したがってNTなどのソフトマーカーを診てもらいたい場合には、超音波専門医による専門外来を受診しましょう。

⑧ソフトマーカーが見つかった場合には、胎児が染色体異常であるかどうかを診断するために、侵襲的な診断検査である絨毛検査や羊水検査を希望するのも一つの選択肢となります。

⑨ソフトマーカーが見つかった場合の選択に迷う場合は、遺伝カウンセリングを受けて、納得のいく選択ができるように考えましょう。

⑩ソフトマーカーの有無にかかわらず、新生児の3％程度にはなんらかの先天性疾患があるとされており、染色体異常がなくてもそうした疾患が見つかることがあります。

4　複合スクリーニング検査（母体血清マーカー検査＋超音波検査）

日本では、超音波検査による「ＮＴ」という、妊娠初期（11週から13週6日）に見られる胎児の首の後ろのむくみの測定と、妊娠15週以降の母体血清マーカー検査が、別々にスクリーニング検査として実施されてきました。

他方、欧米諸国では、２０００年代半ば頃から、妊婦さんが羊水検査や絨毛検査を受けるかどうかを決める際に、ＮＴ測定と母体血清マーカー検査を組み合わせた複合スクリーニング検査を行って、その結果をもとに判断するのが主流となっています。

確率を計算する方法や確率の解釈の方法は、前述の母体血清マーカー検査と同様です。欧米諸国で行われている複合スクリーニング検査にはさまざまな種類があります。２０１3年10月に「出生前診断に新手法　費用1／8、年齢制限なし」と報道され、２０１４年秋から本格的に開始された検査は、そのうちの一つである「妊娠初期コンバインド検査」です。

①妊娠初期コンバインド検査

妊娠初期コンバインド検査では、妊娠初期の11週から13週6日に、血液中の妊娠関連血漿タンパク質（PAPP-A）とhCGを調べ、さらに妊娠同時期に測定したNT測定値と組み合わせて、胎児がダウン症候群と18トリソミーである確率を出します。

リスク値増加	NT	PAPP-A	hCG
ダウン症候群	↑	↓	↑
18トリソミー	↑	↓	↓

図23　検査の対象疾患とNTならびに成分の変動

クアトロテストで対象となっている開放性神経管欠損症は、この検査ではわかりません。胎児が開放性神経管欠損症である場合にはAFPの値が上がりますが、その傾向は妊娠15週以降に顕著になるためです。米国では、この検査を選択した妊婦さんには、妊娠15週以降に開放性神経管欠損症を調べる血清マーカー検査の選択肢を提示することが米国産科婦人科学会によって推奨されています。

胎児がダウン症候群の場合には、NT肥厚が増大し、PAPP-Aの値は低く、hCGの値が高くなる傾向があります（図23）。NT測定と母体血清マーカー検査を組み合わせる利点は、精度の高い結

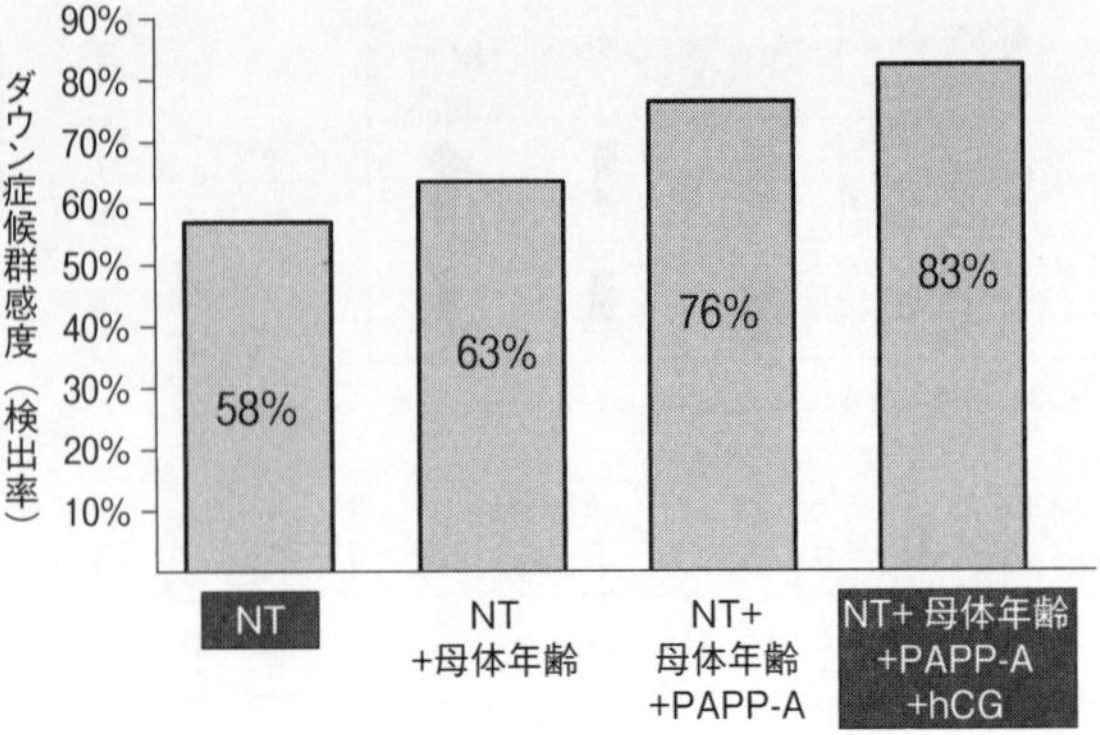

図24　ダウン症候群の感度（検出率）の比較

果をより早い時期に妊婦さんに提供できることです。前述のように、英国のある大規模研究によると、胎児がダウン症候群である妊婦さんのうちNT肥厚があった人の割合は58％でしたが、NT測定にPAPP-AとhCGの値を加えると83％（偽陽性率：ダウン症候群ではない妊婦さんのうち、検査で誤って陽性と判定される方の割合は5％）まで上昇します（図24）。これは、妊娠15週以降に受けることができるクアトロテストと同等の正確性です。

　しかし、クアトロテストよりも早い時期に実施するため、結果を早い時期に知ることができます。そのため、羊水検査ではなく、絨毛検査による確定診断の実施も選択肢に入るようになります。

　絨毛検査を実施している医療機関で、非侵襲的・非確定的検査を希望する妊婦さんには、適した方法だと言えるでしょう。

後述の新型出生前診断は、胎児が染色体異常である可能性が高い35歳以上の妊婦さんが受けられる検査ですが、妊娠初期コンバインド検査には年齢制限はありません。35歳未満の妊婦さんも受けることができます。この妊娠初期コンバインド検査の結果で確率が高いと判定された場合は、新型出生前診断の適応の一つである「胎児が染色体の数的異常である可能性が高い妊婦さん」に該当することになりますので、確定的検査である羊水検査や絨毛検査を受けるかどうかを判断するために、新型出生前診断を選択することもできるようになります。

ただし、新型出生前診断は後述のように日本医学会の審査で認可された医療機関で、臨床研究として行われていますので、妊娠初期コンバインド検査後に新型出生前診断を考慮することができる医療機関は限られてしまうでしょう。

筆者の勤務する病院では、NTを測定した後に採血をします。前述のようにNT肥厚を認める場合には、胎児がダウン症候群や18トリソミーを含む染色体異常が高くなるため、妊娠初期コンバインド検査ではなく、確定的検査である羊水検査や絨毛検査の実施が考慮されるためです。妊娠初期コンバインド検査は、新型出生前診断とは異なりNT測定という超音波検査を行います。そのため、ＮＴ測定を契機に妊娠初期コンバインド検査で対象とするダウン症候群や18トリソミー以外の染色体異常が診断される場合もあります。

母体血清マーカー検査で測定する血液の成分には、人種差があるといわれています。クアトロテストで測定している血液中の四つの成分（ＡＦＰ、ｈＣＧ、ｕＥ３、Inhibin A）は、日本人では白人よりも値が高いことがわかっています。そのため、日本人の妊婦さんの検査では、日本人の血液成分のデータをもとに確率が算出されています。

妊娠初期コンバインド検査は、以前より日本でも一部の医療機関で実施されてきました。しかし、他の人種の妊婦さんのPAPP-AとｈＣＧのデータをもとに確率が算出されていたのです。その後、日本人のPAPP-AとｈＣＧのデータが集まったため、日本人データに基づいた妊娠初期スクリーニング検査が可能になる日が近いことが２０１３年秋に報道され、検査体制を整えた上で２０１４年秋から始まったのです。

②統合型スクリーニング検査

統合型スクリーニング検査では、前述①の妊娠初期コンバインド検査（ＮＴ測定値＋PAPP-A＋ｈＣＧ）に加えて、妊娠15週以降の血液成分（ＡＦＰ＋ｈＣＧ＋ｕＥ３＋Inhibin A）

を調べ、胎児がダウン症候群と18トリソミー、開放性神経管欠損症である確率を出します（図25）。採血を2回（妊娠11週から13週6日と妊娠15週以降）行って、二つの結果を統合して、確率を計算します。

　この方法は、精度が高い一方で、すべての妊婦さんが2回の検査結果が出るまで待たなければならないことが欠点になります。結果はクアトロテストと同時期に報告されますので、①とは異なり、絨毛検査の実施を検討することはできず、確定診断は羊水検査によって行われます。絨毛検査の実施を考慮していない妊婦さんには、最適な方法であると言えます。

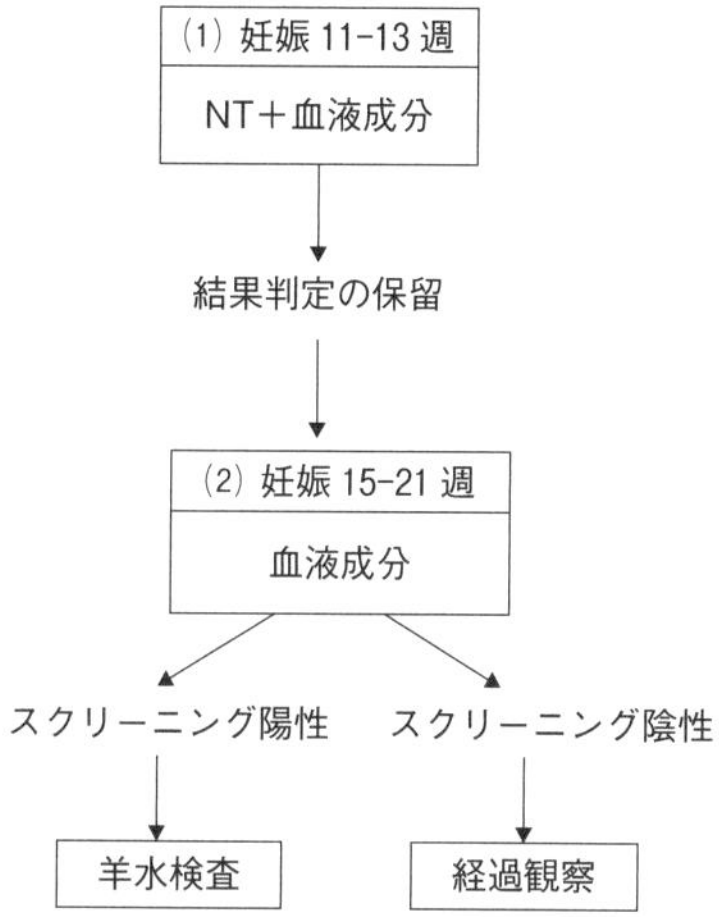

図25　統合型スクリーニング検査の流れ

③段階的逐次型スクリーニング検査

　段階的逐次型スクリーニング検査は、右記②の欠点を考慮し、新たに開発されたものです（図26）。②と同様に、妊娠初期コンバインド検査（NT測定値＋PAPP-A＋hCG）と、妊娠15週以降の血液成分（AFP＋hCG＋uE3＋Inhibin A）を調べ、胎児がダウン症候群と18トリソミー、開放性神経管欠損症である確率を出しますが、②との相違点は、確率を2回計算することです。

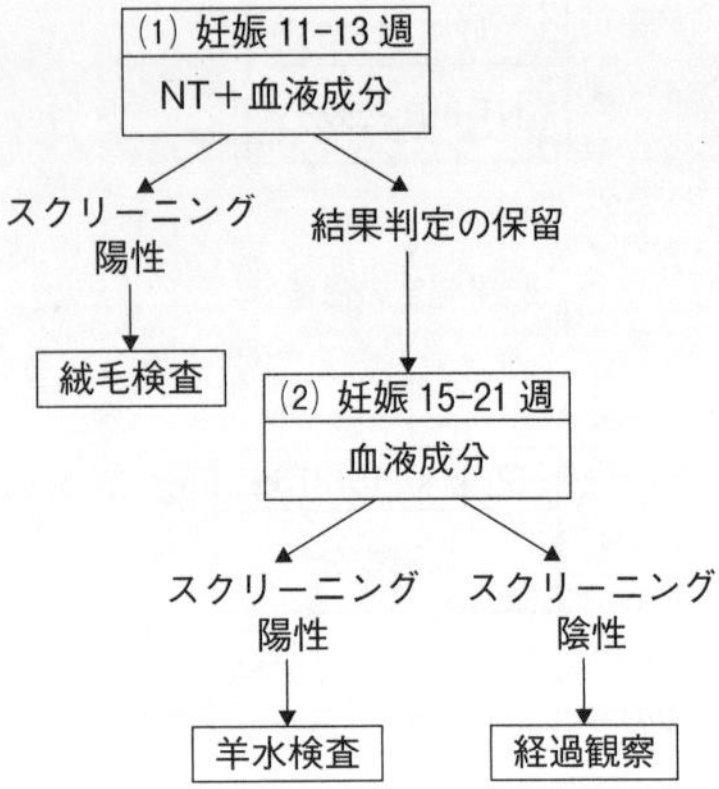

図26　段階的逐次型スクリーニング検査の流れ

妊娠11週から13週6日の採血と、NT測定値をもとに計算したダウン症候群や18トリソミーの確率が高い場合には、その時点で確定診断としての絨毛検査の実施を検討することができます。

確率が低いと判定された妊婦さんは、15週以降に2回目の採血を行って、四つの血液成分の検査データを組み入れて、再計算された確率の報告を待ちます。

④血清統合スクリーニング検査

血清統合スクリーニング検査は、右記①から③とは異なり、NT測定値を確率の計算に利用しない検査です。

確率は、妊娠11週から13週6日（PAPP-A＋ｈＣＧ）と妊娠15週以降（ＡＦＰ＋ｈＣＧ＋ｕＥ３＋Inhibin A）の計２回の採血によって得られた血液成分のデータを統合して計算します。ＮＴ測定の有資格者がいる医療機関に通院していない場合や、胎児の状態によってＮＴ測定が不可能な場合の選択肢として利用されています。

以上に紹介した四種類の複合スクリーニング検査は、精度の高い結果をより早い時期に妊婦さんに提供できるため、欧米諸国では、これらの複合スクリーニング検査が一般的になっています。

日本では、クアトロテストのような妊娠15週から21週6日までに行う母体血清マーカー検査が主流でしたが、こうした複合スクリーニング検査を導入するべきであるという議論も高まってきました。そして、２０１４年秋から妊娠初期コンバインド検査の提供が本格的に開始されたのです。

とは言え、ＮＴ測定を必要とする複合スクリーニング検査の実施には、遺伝カウンセリング体制の整っている医療機関で、イギリスやアメリカのＮＴ測定の有資格者である医師がNTを測定することが不可欠ですので、検査を取り扱うことのできる医療機関は限られてしまうでしょう。

5 新型出生前診断(NIPT)

妊婦からの採血により、胎児の染色体異常が高い精度でわかる新型出生前診断(NIPT)が、2012年4月から日本医学会の認定施設で始まり、メディアでも頻繁に報道されてきました。

新型出生前診断は、母体血清マーカー検査と同じく、採血でできる非侵襲的・非確定的検査です。妊婦さんの血液中の胎児由来のDNAを調べ、胎児がダウン症候群、18トリソミー、13トリソミーである可能性を調べます。

あくまでもスクリーニング検査であり、診断の確定には侵襲的・確定的検査である絨毛検査や羊水検査を必要とする点も、母体血清マーカー検査と同様です。それでも新型出生前診断が大きな反響を呼んでいるのは、妊娠10週という妊娠初期から高い精度で染色体異常を検出できるためです。早い時期に、しかもより正確な結果が得られる理由は、母体血清マーカー検査や妊娠初期コンバインド検査とは異なる検査方法にあります。

†新型出生前診断の特徴と利点

妊婦さんの血液中には、胎盤から漏れ出てくる胎児由来のDNAが混ざっていて、新型出生前診断では、このDNAを調べます。胎児由来のDNAの濃度は、妊婦さん由来のDNAの10％程度で、妊娠週数とともに高くなり、出産後には数時間以内になくなります。DNAは、第1章で述べましたように、人間の設計図であり、通常は細胞の中にあります。ところがこの胎児由来のDNAは、細胞に収まっていない〝むき出し〟のDNAとして存在していて、細胞フリー胎児DNA（cell free fetal DNA: cffDNA）と総称されています。

このcffDNAを用いて出生前診断を行うのが、非侵襲的出生前遺伝学的検査（non-invasive prenatal testing：NIPT）であり、胎児が染色体の「数の変化（数的異常）」である可能性が高い妊婦さんに対して、診療の中で利用され始めたのが「新型出生前診断」です。

母体血清マーカー検査や妊娠初期コンバインド検査では、胎児が検査の対象疾患である

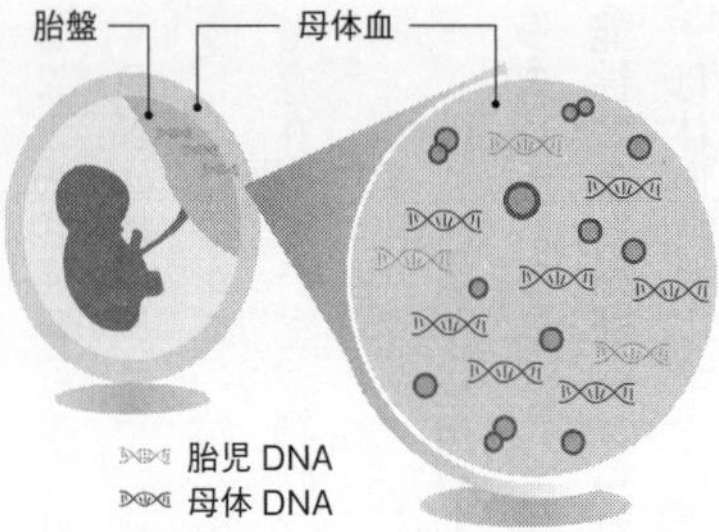

図27　母体循環における細胞フリー胎児DNA（cffDNA）
Natera社 http://www.panoramatest.com を改変

かによって値が変化する妊婦さんの血液成分を調べていましたが、新型出生前診断では、妊婦さんの血液中にあるcffDNAを検査に利用するのです（図27）。

「はじめに」でも述べました通り、新型出生前診断は、「NIPT」「非侵襲的出生前検査」「非侵襲的出生前診断」「母体血胎児染色体検査」などの名称でも呼ばれていますが、本書では「新型出生前診断」と呼んでいます（余談ですが、気になるのはいつまでこの新型出生前診断が「新型」と呼ばれるかということです。新幹線のようにいつまでたっても「新」と呼ばれるか、関西新空港のようにすぐに「新」がとれるのかは、わかりません）。

最近では新型出生前診断を提供する検査会社が複数登場し、検査方法は各社異なっていますが、最初に新型出生前診断の検査サービスを開始した米国のシーケノム社では、妊婦さんの血液中に含まれる、目的の染色体であるcffDNA断片の量を計算しています。cffDNA断片がどの染色体のものであるかを識別した上で、それぞれの染色体のcffDNA断片

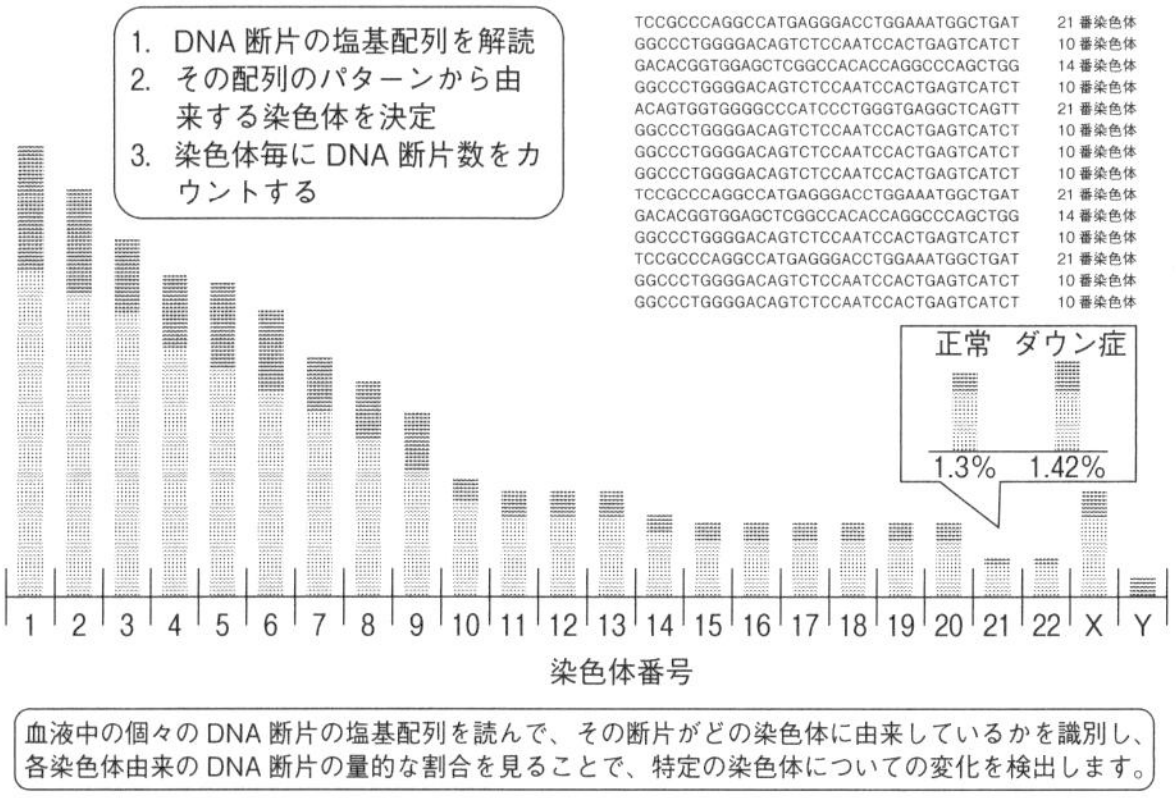

図28 量的カウント法による新型出生前診断
NIPTコンソーシアム：http://www.nipt.jp/

の量的な割合を見ることで、特定の染色体の量的な変化を評価するのです（量的カウント法、図28）。

第1章で述べましたように、DNAにはATGCで表される塩基が並んでいます。それぞれの染色体には、特徴的なATGCの塩基の並び方（塩基配列）があることが知られているので、cffDNA断片の塩基配列を次世代シークエンサーで解読して、そのcffDNA断片がどの染色体のものであるかを決めていきます。この大量のDNA塩基配列を瞬時に解析できる次世代シークエンサーが登場しなければ、新型出生前診断は開発されなかったでしょう。

そして、特定の染色体のcffDNA断片の量と、それがcffDNA全体に占める割合を計算し、胎児に染色体異常がない（正常核型）の場合と比較することで、その妊婦さんの胎児に染色体異常があるかどうかを検出します。例えば、胎児がダウン症候群の場合には、妊婦さんの血液中にあるcffDNA全体に占める、21番染色体のcffDNAの割合が増加します。

胎児がダウン症候群である妊婦さんでは、胎児の21番染色体の量が正常核型の場合の1・5倍になります。正常核型では21番染色体は2本ですが、ダウン症候群では21番染色体が3本、つまり正常核型の1・5倍となるためです（図29）。

一方、妊婦さんの21番染色体のcffDNAの量は、胎児がダウン症候群でも正常核型であっても変わりません。ただし、胎児の21番染色体の量が1・5倍になる分だけ、妊婦さんの血液中にあるcffDNA全体に占める21番染色体の割合が1・3%からダウン症候群では1・42%とわずかに多くなります。このわずかな差を捉えることで、診断につなげているのです（図28）。他にも量的カウント法として、検査対象としている染色体番号の塩基配列を中心に、次世代シークエンサーで

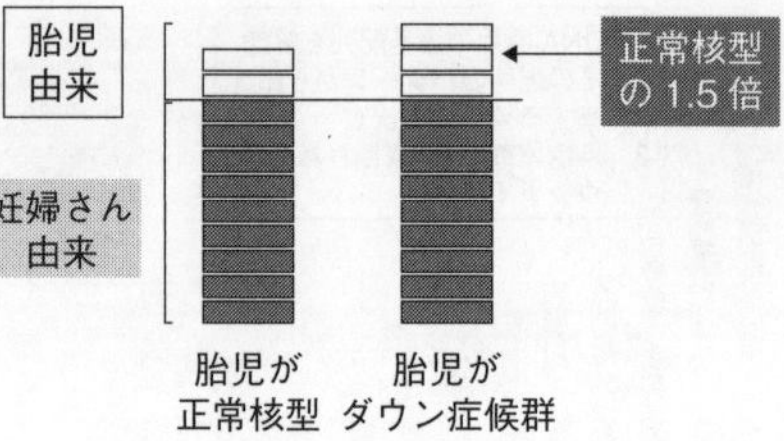

図29　胎児がダウン症候群の場合の21番染色体量

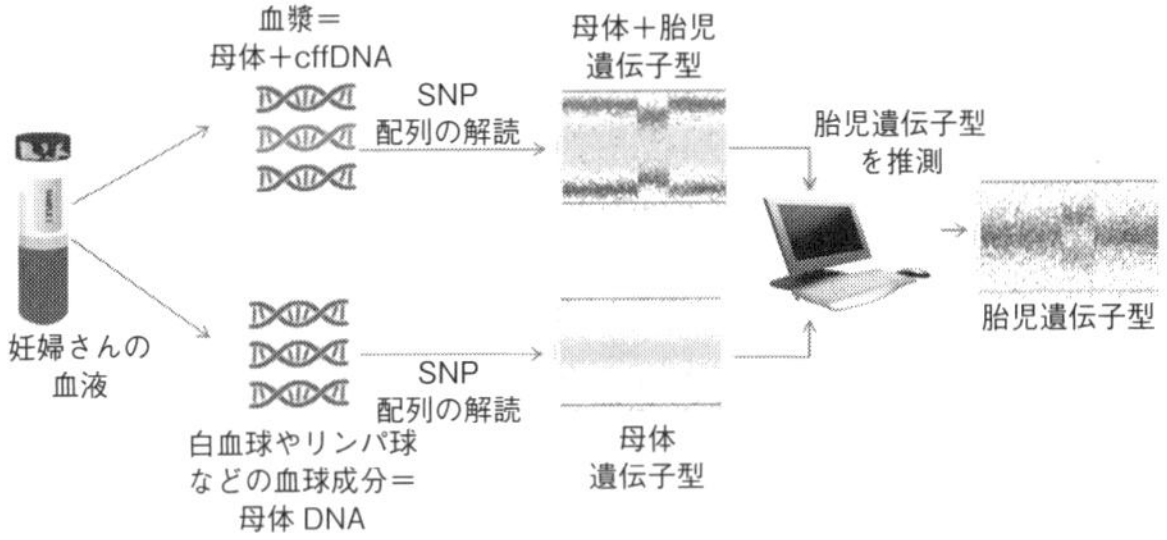

図30　遺伝子型を組み込んだ新型出生前診断の方法
Natera 社 http://www.panoramatest.com を改変

選択的に塩基配列を解読する方法を採用している検査会社もあります。

量的カウント法以外では遺伝子型情報を組み込む方法があります。第1章で紹介したように塩基は30億対あり、そのうち300対に1個の割合で個人によって異なる配列部分が存在します。これを一塩基多《た》型《けい》（SNP：スニップ）と呼びます。このSNPを解読して、妊婦さんと胎児の遺伝子型を区別する方法です。図30のように、妊婦さんの血液から妊婦さん自身の母体DNAを分離かつ特定します。この情報を使用して、妊婦さんの血液に含まれるDNA（母体+cffDNA）から母体遺伝子型を引き算で除外します。それによって、胎児の遺伝子型が取得できますので、胎児がダウン症候群などの染色体異常であるかどうかを判断します。

†新型出生前診断はすべての妊婦さんが対象ではない

世界的にはさまざまな検査会社が、妊婦さんの血液中にあるcffDNAを利用して胎児の染色体異常を検出する新型出生前診断を行っています。日本で新型出生前診断の臨床研究として最初に採用された方法は、米国のシーケノム社の検査です。

シーケノム社は、米国で初めて新型出生前診断を開始した会社です。開始した2011年10月当初は、ダウン症候群のみの検査を行っていましたが、2012年3月には18トリソミーと13トリソミーが加わりました（今では性染色体〈X染色体とY染色体〉や染色体の微細欠失《けつしつ》によって発症する疾患も米国では検査対象となっています）。

この三つの染色体異常が、羊水検査でわかる染色体異常の60％程度を占めていて、残りの40％を占める染色体の「構造の変化（構造異常）」や、その他の染色体の数的異常については、新型出生前診断で調べることはできません（厳密には、染色体異常の頻度と内訳は検査を受ける理由によって異なりますので、新型出生前診断を希望する理由によって、この検査で検出できない染色体異常の割合は変わります。詳しくは第3章で説明します）。

新型出生前診断の実施について、日本では日本産科婦人科学会が具体的な指針を示していて、日本医学会の審査で認可された医療機関で、臨床研究として行われています。指針によると、すべての妊婦さんが新型出生前診断の対象となるわけではありません。

新型出生前診断は、以下のように、胎児が染色体の「数の変化（数的異常）」である可能性が高い妊婦さんのみが受けられる検査です。そのため、胎児が染色体の数的異常である可能性が低い妊婦さんは、現在の臨床研究では検査の対象とはなりません。

新型出生前診断の対象となる妊婦さん

①胎児超音波検査で、胎児が染色体数的異常を有する可能性が示唆《しさ》された方。
②母体血清マーカー検査で、胎児が染色体数的異常を有する可能性が示唆された方。
③染色体数的異常を有する児を妊娠した既往《きおう》のある方。
④高齢妊娠の方。
⑤両親のいずれかが均衡型ロバートソン転座を有していて、胎児が13トリソミーまたはダウン症候群となる可能性が示唆される方。

この新型出生前診断の対象となる妊婦さんの条件は、日本の臨床研究だけのものではなく、ほとんど世界共通です。国際出生前診断学会や米国産科婦人科学会なども、新型出生前診断の実施は、上記の①～⑤の妊婦さんに限定するよう指針を出しています。

このように、新型出生前診断の対象となる妊婦さんは、世界的に、胎児が染色体の数的異常である可能性が高い妊婦さんに限定されています。それは、こうした妊婦さんについては、検査の精度において充分な評価が行われているためです。

†新型出生前診断はあくまでもスクリーニング検査

シーケノム社は、新型出生前診断の検査サービスを米国で始める前に、染色体の数的異常である可能性が高い妊婦さんの血液を用いて、臨床研究を行っています。その結果、ダウン症候群の感度（＝検出率、胎児がダウン症候群である妊婦さんのうち検査が陽性であった人の割合）は99・1％、特異度（胎児がダウン症候群ではない妊婦さんのうち検査が陰性であった人の割合）は99・9％であることがわかりました（表7・表8。また、18トリソミー、13トリソミーの感度も100％、91・7％と高い精度が確認できています）。

2012年8月の新聞報道では、この感度が紹介されたと推測され、新型出生前診断は信頼性・正確性の高い検査であると思われている方も多いと思います。たしかに、クアトロテストの感度は86・7％、特異度は91・0％でしたので、新型出生前診断は、クアトロテストのような母体血清マーカー検査よりも正確性が高いスクリーニング検査であると言えます。しかし、感度や特異度だけでは、検査の結果がどの程度信用できるかはわかりません。

	ダウン症候群	ダウン症候群ではない	合計
陽性	210	1	211
陰性	2	1687	1689
合計	212	1688	1900

表7　シーケノム社による新型出生前診断の精度（ダウン症候群）
Palomaki GE, Deciu C, Kloza EM, Lambert-Messerlian GM, Haddow JE, Neveux LM, Ehrich M, van den Boom D, Bombard AT, Grody WW, Nelson SF, Canick JA. 2012; 14: 296-305.

非確定的検査では、高い精度と言っても、偽陰性（ダウン症候群である妊婦さんが検査で誤って陰性と判定されること）、偽陽性（ダウン症候群ではない妊婦さんが検査で誤って陽性と判定されること）があります。検査を受けた方が最も気にされるのは、「陽性」「陰性」という結果がどれだけ正しいのかということです。検査結果の信頼性・正確性は陽性的中率（陽性であった妊婦さんのうち胎児がダウン症候群であった人の割合）と陰性的中率（陰性であった妊婦さんのうち胎児がダウン症候群でなかった人の割合）で判断されます。

ダウン症候群の陽性的中率は99・5％、陰性的中率は99・9％で、いずれも100％ではありません。

	ダウン症候群	18トリソミー	13トリソミー
感度（検出率）	99.1% (210/212)	100.0% (59/59)	91.7% (11/12)
特異度	99.9% (1687/1688)	99.7% (1683/1688)	99.1% (1672/1688)
陽性的中率	99.5% (210/211)	92.2% (59/64)	40.7% (11/27)
陰性的中率	99.9% (1687/1689)	100.0% (1683/1683)	99.9% (1672/1673)

表8　シーケノム社による新型出生前診断の対象疾患別の精度
Palomaki GE, Deciu C, Kloza EM, Lambert-Messerlian GM, Haddow JE, Neveux LM, Ehrich M, van den Boom D, Bombard AT, Grody WW, Nelson SF, Canick JA. 2012; 14: 296-305.

したがって、繰り返しますが新型出生前診断は、あくまでも精度の高いスクリーニング検査であって、羊水検査のような確定的検査ではありません。

さらに、的中率は、感度や特異度のほかにも、検査の対象となっている疾患の頻度の影響も受けます。疾患の頻度が低い、つまり稀な疾患であるほど、同じ感度と特異度であっても、陽性的中率は低くなり、陰性的中率は高くなります。

例えば、ダウン症候群の場合、頻度が10人に1人と高ければ陽性的中率は99・1%となりますが、1000人に1人となれば約50%まで低下します（表9）。ダウン症候群の頻度は、実際のところ妊婦さんの年齢が高くなるほど上がりますので、妊婦さんの年齢が高いほど、陽性的中率は高くなり陰性的中率は低くなるのです。新型出生前診断の対象となる、胎児が染色体の数的異常である可能性が高い

年齢	12週での ダウン症候群 罹患率	陽性的中率	陰性的中率	罹患児である確率
25	1/946	51.2%	99.9990%	1/100000
30	1/626	61.3%	99.9986%	1/70000
35	1/249	80.0%	99.9964%	1/28000
40	1/68	93.7%	99.9866%	1/7400
42	1/38	96.4%	99.9757%	1/4100

表9　母体年齢によるダウン症候群の陽性的中率と陰性的中率の変化
Palomaki GE, Deciu C, Kloza EM, Lambert-Messerlian GM, Haddow JE, Neveux LM, Ehrich M, van den Boom D, Bombard AT, Grody WW, Nelson SF, Canick JA. 2012; 14: 296-305.
【新型出生前診断】感度（検出率）：99.1%，特異度：99.9%

妊婦さんでの頻度1／50（妊娠12週での41歳相当）から1／250（妊娠12週での35歳相当）と推定すると、陽性的中率は80〜95%となります。これは、陽性という結果が出ても、残りの5〜20%の妊婦さんの胎児はダウン症候群ではないということになります。

†新型出生前診断は陽性的中率が高い非確定的検査

第3章で示すように、羊水検査や絨毛検査による染色体分析では、胎児の細胞を増やしてその中にある染色体を写真に撮って分析します。目で見て染色体の形や数に誤りがないかを確認できる、確定的検査です。

一方、新型出生前診断では、妊婦さんの血液中に流れている染色体が細かくなったDNAの断片を調べて胎児の染色体を評価するので、実際の染色体を目で見て確認できるわけではありません。そのため、新型出生前診断の結果が陽性であった妊婦さんは、遺伝カウンセリングとともに、診断を確定するための羊水検査や絨毛検査による侵襲的な確定的検査を実施することが不可欠です。これは母体血清マーカー検査や妊娠初期コンバインド検査と同様です。

ただし、新型出生前診断の最大の特徴は、陽性的中率が従来の非確定的検査よりも高いということです。例えば、クアトロテストでは前述のように確率が基準値1／295よりも高い場合に「スクリーニング陽性」、それ以下の場合には「スクリーニング陰性」と判定されますが、陽性的中率は2・2％（スクリーニング陽性となった妊婦さんのうち実際に100人が確定的検査を受けた場合、胎児がダウン症候群と診断されるのは2人程度ということ）です。それに対して新型出生前診断では陽性的中率は80～95％となり（表9）、クアトロテストよりも胎児がダウン症候群である可能性が高い妊婦さんを拾い上げることができます。

つまり、新型出生前診断の利点として、胎児がダウン症候群ではないにもかかわらず流産のリスクがある羊水検査を受ける妊婦さんが減少することがあげられるでしょう。

一方、陰性的中率はクアトロテストでも99・9％（スクリーニング陰性であった妊婦さんのうち胎児が本当にダウン症候群ではなかったのは99・9％）、新型出生前診断でも99・9％

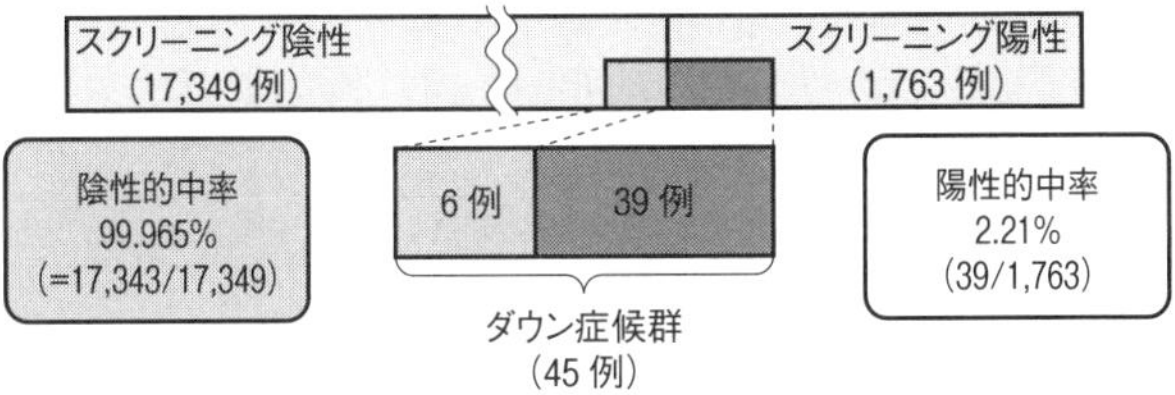

図31　クアトロテストの陽性的中率と陰性的中率
ラボコープ・ジャパン　クアトロテスト資料
感度(検出率)：86.7%, 特異度：91.0%

です。したがって、新型出生前診断では陽性的中率が高くなる分(リスクが高い人をより確実にスクリーニングできる分)、検査費用も高くなっているのです。

他方、陰性的中率は、疾患の頻度、つまり妊婦さんの年齢の影響をあまり受けないため、妊婦さんの年齢が高くなると確かに低下はしますが、年齢にかかわらず99・9%以上です(図31)。これは陰性結果であったときに胎児がダウン症候群であるのは1000人に1人以下となることを意味します。この確率が高いか低いかの判断は人それぞれですが、陰性であれば、胎児がダウン症候群である心配は大きく軽減されるでしょう。高齢などの理由により、従来は侵襲的な羊水検査を選択していた妊婦さんでも、羊水検査を受けないという選択が可能となります。

つまり、この検査の利点として、新型出生前診断を受けることで流産のリスクがある羊水検査を受けなくてすむ妊婦さんが増えることがあげられるでしょう。後述のように、NIPTコンソーシアムの1年間の実績として陽性率は2%弱ですので、98%以上の妊婦さんが羊水検査に伴う流産リスクを回避できていたということになります。

検査の精度は、検査会社や臨床研究によって多少の差はありますが、新型出生前診断は、非確定的なスクリーニング検査としての精度が高いと言えます。しかしそれでもなお、確定的検査に取って代わるものではない、というのが他の非確定的検査と共通する結論です。

また、検査の精度は妊婦さんの血液中にあるcffDNA断片の濃度が高いほど上昇すると考えられていて、濃度が低い場合には検査結果が得られないことがあります。

胎児のcffDNA断片濃度は、妊娠週数とともに増加すること、低体重の妊婦さんや胎児に染色体異常がある場合に高くなることが確認されています。一方、妊婦さんの年齢や胎児の性別、人種、居住地、胎児が数的異常である可能性が高いかどうかなどは、cffDNA断片濃度に影響しないことがわかっています。

これらのことから、現時点では新型出生前診断の対象は、胎児が染色体の数的異常である可能性が高い妊婦さんですが、可能性が低い妊婦さんが対象だからといって、検査の精度に影響することは少ないと考えられています。そのような臨床研究の結果が、報告され始めてもいます。例えば米国では、平均年齢29・6歳の一般の妊婦さんについて、新型出生前診断と従来の非確定的検査の比較が報告されています。ダウン症候群の陽性的中率は、それぞれ45・5%と4・2%、18トリソミーでは40・0%と8・0%であり、一般集団の妊婦さんにおいても新型出生前診断のほうが陽性的中率の高いことが示されています。

また、cffDNAを用いて出生前診断を行う非侵襲的検査の検査技術としては、染色体の構造異常や遺伝子の変化を検出することも可能です。将来的には検査の対象となる妊婦さんや胎児の疾患が増え、出生前診断として診療の中で利用されることも予想されます。

†日本での新型出生前診断の1年間の実績

日本で新型出生前診断が開始されたのが2013年4月ですから、開始から1年以上が経過しました。適切な遺伝カウンセリング体制に基づいて出生前診断を実施するための、検査に精通した専門家（産婦人科、小児科、遺伝カウンセラー）の自主的組織としてNIPTコンソーシアムがあります。

NIPTコンソーシアムでは、シーケノム社の検査を利用してデータを蓄積し1年間の実績をまとめています。NIPTコンソーシアムに参加する施設は、検査開始当初は17施

検査適応	検査実数	陽性数				陽性率（%）
		ダウン症候群	18トリソミー	13トリソミー	計	
高年妊婦	7387（95.4%）	68	41	9	118	1.6
出産既往	226（2.9%）	0	3	1	4	1.8
超音波マーカー	108（1.4%）	11	6	3	20	18.5
母体血清マーカー	16（0.2%）	0	0	0	0	0
染色体転座	3（0.04%）	0	0	0	0	0
合計	7740	79	50	13	142	1.8

表10　新型出生前診断検査希望理由と陽性率
Sago H, Sekizawa A, Japan NIPT consortium. 2014 Nov 19. doi: 10. 1002/pd. 4539.

設でしたが、２０１４年3月には37施設に増えました。１年間に７７４０人の妊婦さんが検査を受けていました。そのうち95・４％にあたる７３８７人の妊婦さんは35歳以上の高齢妊娠であることが理由で、検査を受けた妊婦さんの平均年齢は38・３歳（21～48歳）でした。検査を受けた７７４０人の妊婦さんのうち、１４１人（１・８％）が陽性結果、７５８１人（98・０％）が陰性結果、18人（０・２％）が判定保留（検査結果報告不可）となりました。

したがって、陰性結果となった98・０％の妊婦さんは侵襲的な確定的検査である羊水染色体検査に伴う流産リスクを回避できていたことになります。

なお、陽性結果となる割合（陽性率）は、検査希望理由によって異なっていました。希望理由として最も多い高齢妊娠では１・６％、以前にダウン症候

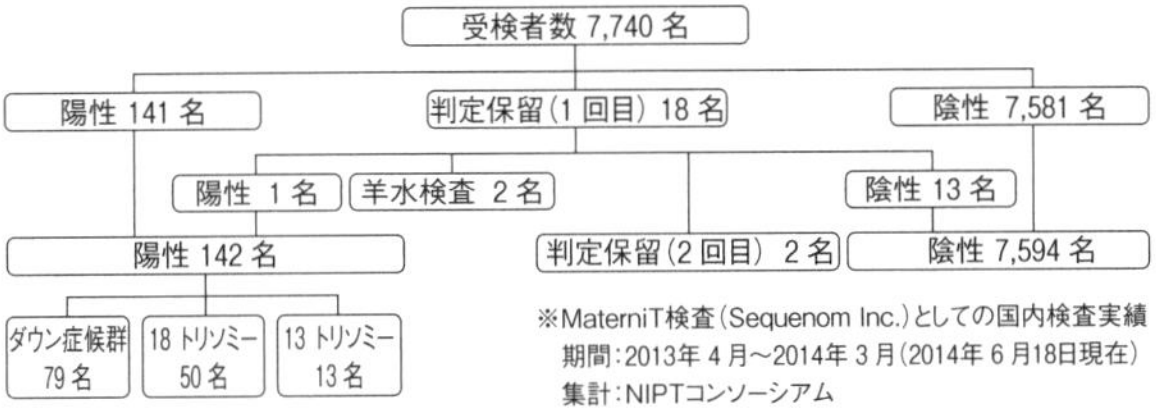

図32　新型出生前診断受検者 7740 人の結果
Sago H, Sekizawa A, Japan NIPT consortium. 2014 Nov 19. doi: 10. 1002/pd. 4539.

群や18トリソミー、13トリソミーの出産・妊娠既往がある妊婦さんでは1・8%であるのに対し、新型出生前診断を受検する前に超音波検査で検査の対象である疾患の可能性の上昇が指摘されていた妊婦さんでは18・5%でした（表10）。

判定保留という結果が報告される可能性は0・2%であり決して高くはありませんが、こうした結果になった場合にはどうすればよいのでしょうか。

判定保留となった妊婦さん18人のうち、2人が羊水染色体検査に変更し、残りの16人が再検査を受けていました。そのうち1名は18トリソミーが陽性結果、13人は陰性結果、2名は再び判定保留となっています。検査を受けた妊娠週数にもよりますが、再検査によって81・2%（13／16）の方は結果を得ることができていました。これは判定保留となる主な原因が妊婦さんの血液中に含まれるcffDNAが少ないことであり、妊娠週数が進むにつれてその濃度が高くなっていくためであると考えられ

		ダウン症候群	18トリソミー	13トリソミー	計
陽性例（合計）		79	50	13	142
確定診断実施（126名）	偽陽性	3	8	2	13
	真陽性（診断確定）	70	34	9	113
	IUFD*	0	1	1	2
	妊婦中断	69	33	8	110
	妊婦継続	1	0	0	1
出生前確定診断実施不能（16名）	IUFD（計）	3	8	2	13
	IUFD 核型判明**	1	2	1	4
	IUFD 核型不明	2	6	1	9
	臨床研究離脱症例	3	0	0	3

表11　新型出生前診断陽性例の確定診断結果と妊娠帰結
Sago H, Sekizawa A, Japan NIPT consortium. 2014 Nov 19. doi: 10. 1002/pd. 4539.

ます。ただし、妊婦さんの血液中のcffDNAの濃度以外のことが理由で、判定保留となった症例も報告され始めています。新型出生前診断は新しい検査技術であることから、まだまだわからないことが多いのです。

陽性結果となった１４２人のうち、15人（10・6％）は子宮内胎児死亡（ＩＵＦＤ）となっています。そのうち13人は侵襲的な確定的検査を受ける前にＩＵＦＤとなりました。４人は流産後の組織から胎児の染色体を調べ、ダウン症候群、18トリソミー、13トリソミーのいずれかであることが確認されました。侵襲的な確定的検査を受けた陽性結果の１２６人のうち、１１３人（89・7％）が確定的検査によってダウン症候群、18トリソミー、13トリソミーのいずれかであることが確定されました。つまり、残りの13人（10・3％）は新型出生前診断の陽性結果は誤りであったことが確定的検査によって確認され

検査項目	位置づけ	対象疾患	ダウン症候群感度（検出率）	実施時期（週数）・検査内容										
				妊娠初期					妊娠中期					
				10	11	12	13	14	15	16	17	18	19	20
NT 測定のみ	非確定的検査	染色体異常やその他先天性疾患	64-70%[1]		NT									
妊娠初期コンバインド検査		ダウン症候群 18トリソミー	82-87%[1]		NT PAPP-A hCG									
新型出生前診断		ダウン症候群 18トリソミー 13トリソミー	99%[2]	妊娠さんの血液中にある cffDNA										
クアトロテスト		ダウン症候群 18トリソミー 開放性神経管欠損症	81%[1] (87%[3])						AFP,hCG, uE3,Inhibin A					

表12　現在の日本で実施可能な非確定的なスクリーニング検査

1）ACOG Committee on Practice Bulletins. ACOG Practice Bulletin No. 77, 2007; 109: 217-227.（偽陽性率：5%）

2）Wilson KL, Czerwinski JL, Hoskovec JM, Noblin SJ, Sullivan CM, Harbison A, Campion MW, Devary K, Devers P, Singletary CN. 2013; 22: 4-15.（偽陽性率：1%未満）

3）ラボコープ・ジャパン　クアトロテスト資料（偽陽性率：9%）

たのです（表11）。この結果は、新型出生前診断が非確定的検査であり侵襲的検査による確定的検査が必要であることを示しています。

なお、陽性結果を侵襲的な確定的検査で確定できた割合（陽性的中率）は、ダウン症候群では95・9%（70／73）、18トリソミー81・0%（34／42）、13トリソミー81・8%（9／11）であり、トリソミーの種類によって異なりました。したがって、どの染色体のトリソミーが陽性結果であるかによって、陽性的中率は変わるのです。

新型出生前診断で陰性と報告された方のうち、1638人についてその後の経過が判明しています。そのうち、陰性結果であったにもかかわらず胎児が18トリソミーであった症例（18トリソミーの偽陰性）を1人認めています。また、新型出生前診断の対象となる三つのトリソミー以外の疾患を持って出生した子どもがいることもわかっています。

本章で紹介した「流産リスクはないが診断は確定しない」、すなわち非確定的なスクリーニング検査のうち、日本で実施可能な検査の特徴をまとめると表12のようになります。検査の種類によって対象疾患やその精度、検査時期が異なります。検査自体は、新型出生前診断は10週から分娩まで、クアトロテストは妊娠15週から21週6日まで行うことができます。しかし、検査結果を見てから確定的検査である羊水検査を行って今後の方針を検討することを考えると、新型出生前診断は妊娠16週頃、クアトロテストは妊娠17週頃までに受けることが推奨されます。

新型出生前診断のまとめ

①精度の高いスクリーニング検査（振り分ける検査）ではありますが、確定診断はできません。

②胎児が染色体の数的異常である可能性が低い妊婦さんでの正確性は充分に評価され

ていないため、対象者は数的異常の可能性が高い妊婦さんに限定されています。

③日本で検査の対象となるのは、ダウン症候群、18トリソミー、13トリソミー（出生頻度順に記載）に限られていて、これらの染色体異常は羊水検査でわかる染色体異常の60％程度です。

④上記以外の胎児の異常は検査の対象ではありません。

⑤ダウン症候群の陽性的中率は妊婦さんの年齢によって80〜95％程度、陰性的中率は99％以上ですが、100％ではなく非確定的なスクリーニング検査です。検査を受けることにより確定的な診断が得られるわけではありません。

⑥確定診断検査ではないので、

・陽性結果でも、最終的に異常かどうかの確定には絨毛／羊水検査が必要です。

・陰性結果でも、確実に正常かどうかはわかりません。

⑦確定診断検査である、絨毛検査や羊水検査に取って代わることはできません。

⑧妊婦さんの血液中のcffDNA断片濃度が低いこと等が理由で、結果が判定保留となることがあります。その場合は、改めて採血を行って再検査を行うか、妊娠週数によっては羊水検査を行うことも選択肢に入ってくるでしょう。

⑨超音波検査で胎児の形態異常が認められる場合には、侵襲的な確定診断検査も選択肢に入り得るでしょう。
⑩新生児の3％程度には、なんらかの先天性疾患があるとされているので、染色体異常がなくても、そうした疾患が見つかることがあります。

第3章

診断——確定診断を目的とする検査

1　確定診断とは何か――絨毛検査・羊水検査

第2章では、胎児がなんらかの染色体異常である可能性が高い妊婦さんと低い妊婦さんを「振り分ける」非確定的検査であるスクリーニング検査について紹介しました。新型出生前診断の登場によって、非確定的検査の種類は増えました。検査による流産のリスクのない非侵襲的検査であることが、非確定的検査の最大の利点ですが、非確定的検査だけではその名の通り胎児の異常の有無をはっきりとさせることができません。つまり「診断する」ことができないため、染色体異常の「可能性が高い」と判定されることで、不安を募らせる妊婦さんも多いようです。

本章では、胎児が染色体異常であるかどうかを確実に知るために行う、「診断する」ことを目的とした侵襲的な確定的検査について説明します。具体的には、胎児の染色体をじかに分析する絨毛検査と羊水検査を取り上げてご紹介します。

†染色体分析としての絨毛検査と羊水検査

妊婦さんから胎児の細胞を採取して調べることで、胎児に染色体異常があるかどうか判断する検査を、「染色体分析」と言います。染色体分析には、羊水中の胎児細胞、もしくは胎児細胞で作られている絨毛を利用します。

胎児の細胞を採取する方法として絨毛検査と羊水検査がありますが、絨毛検査では胎盤を構成している絨毛を採取する「絨毛穿刺《せんし》」を行い、羊水検査では妊婦さんの腹部に細い針を刺して羊水を採取する「羊水穿刺」を行う必要があります。これらの検査により、胎児の染色体に「数の変化（数的異常）」や「構造の変化（構造異常）」がないかを調べます。

いずれの検査でも採取できる胎児の細胞数が少ないため、染色体分析を行うには、まずは培養して細胞の数を増やします。細胞が充分に増えた時点で、染色体の形態的な特徴が識別できる時期の細胞を選び、染色体を染色液で染めます。そして、顕微鏡下で染色体を観察し、染色体の縞《しま》模様を見ながら、それぞれの染色体の数や構造に異常が生じていないかどうかを調べます。縞模様のパターンは染色体の番号によって決まっているので、構造異常は縞模様の増減を見て評価します。例えば、従来あるはずの縞模様がなければ「欠失」となり染色体の一部が不足していることになります。

絨毛検査や羊水検査は、流産のリスクがある侵襲的な検査であるため、胎児が染色体異常である可能性が高い妊婦さんが受けることが一般的です。日本産科婦人科学会は、左記のいずれかに該当する場合の妊娠について、ご夫婦ないしカップルから希望があった場合に、遺伝カウンセリングによる理解の後、同意が得られた場合に行うとしています。

①夫婦のいずれかが、染色体異常の保因者である場合
②染色体異常症に罹患した子どもを妊娠、分娩した既往を有する場合
③高齢妊娠の場合
④妊婦が新生児期もしくは小児期に発症する重篤な**X連鎖遺伝病**のヘテロ接合体の場合
⑤夫婦の両者が、新生児期もしくは小児期に発症する重篤な**常染色体劣性遺伝病**のヘテロ接合体の場合
⑥夫婦の一方もしくは両者が、新生児期もしくは小児期に発症する重篤な**常染色体優性遺伝病**のヘテロ接合体の場合
⑦その他、胎児が重篤な疾患に罹患する可能性のある場合

X連鎖遺伝病

X染色体の遺伝子に病的変異が生じることで発症する疾患。X連鎖遺伝病には劣性遺伝病と優性遺伝病があります。

X連鎖劣性遺伝病――女性はXを2本持っていますので、一方のX染色体の遺伝子に変異が生じても発症しません。変異が生じている遺伝子を持っている母親から生まれる男児の50%(1/2)に、疾患に関係する遺伝子が伝わって発症します。

X連鎖優性遺伝病――X染色体の遺伝子のいずれか一方に変異があると発症する疾患。男性でも女性でも発症します。症状がある女性で変異が生じている遺伝子を一つだけ持つ人は、50%(1/2)の確率で子どもに変異を伝えます。男性は、娘にX染色体を伝えることで変異を伝えますが、息子にはY染色体を伝えるため変異は伝えません。

常染色体劣性遺伝病

常染色体(番号が付いている染色体)にある一対の遺伝子の両方に病的変異が生じることで発症する疾患。片方の遺伝子に病的変異が生じても、もう一方がカバーして必要なタンパク質を作っているため発症しません。同じ部分に変異が生じている両親からは、変異が二つ揃った子どもが生まれる場合が25％（1／4）あります。

常染色体優性遺伝病

常染色体（番号が付いている染色体）にある一対の遺伝子のうち、どちらかに病的変異が生じると発症する疾患。両親のいずれかの遺伝子に変異があると、50％（1／2）の確率で疾患に関係する遺伝子が伝わります。

第2章で紹介した母体血清マーカー検査や超音波検査、妊娠初期コンバインド検査や新型出生前診断によって、胎児が染色体異常である可能性が高いと判定された妊婦さんは、「⑦その他、胎児が重篤な疾患に罹患する可能性のある場合」に該当します。しかし、日本で侵襲的な確定的検査を希望する理由の半分以上は「③高齢妊娠の場合」で、その割合は近年の35歳以上の高齢の妊婦さんの増加とともに、増えています。

羊水検査の数も、15年前と比べると、２０１２年には約2倍の2万件になったと言われています。とは言え、２０１２年の出生数が１０５万人ですので、羊水検査を受けた妊婦さんの割合は約2％ということになります。同時に、出生数の約25％である26万人が35歳以上での出産、つまり高齢妊娠なので、高齢の妊婦さん全員が羊水検査を受けていたわけではありません。仮に、羊水検査を受けた2万人の妊婦さん全員が高齢妊娠であったとしても、羊水検査を受けた高齢の妊婦さんは約8％と推測できます。

†検査の施設選びは重要

現状として日本の医師には、高齢の妊婦さんを含め、先に挙げた①〜⑦に該当する妊婦さんに対して、絨毛検査や羊水検査の情報を知らせる義務が課せられているわけではありません。他方、米国では、妊婦さんの年齢にかかわらず、すべての妊婦さんに絨毛検査や羊水検査の選択肢を提示することが推奨されています。

米国では、流産リスクのある侵襲的な確定的検査についても、妊婦さんの年齢に関係なく情報提供されています。その背景には、以下のような考えがあると考えられます。絨毛検査や羊水検査を受けるかどうかの妊婦さんの判断は、さまざまな要因に基づいています。例えば、胎児が染色体異常である可能性や、侵襲的検査による流産の可能性、確定的検査を受けなかった場合に染色体異常の子どもを得ることの重大性です。米国の産科婦人科学会は、妊婦さんのこうした考え方を考慮すべきであって、絨毛検査や羊水検査の情報を伝えるかどうかの判断は妊婦さんの年齢だけに基づいてはいけないと考えているのです。

日本では、羊水検査・絨毛検査を取り扱うかどうかや、右の①〜⑦の中でどのような妊婦さんに、いつどのように検査の情報をお知らせするかどうかは、各医療機関や各医師に任されています。そのため、染色体異常の確定的検査を知らないまま出産する妊婦さんも多いと想定されます。

そういうこともあり、日本では、絨毛検査や羊水検査を希望する場合、それらの検査を受ける施設選びが重要になります。筆者が行った調査では、羊水検査を行っている施設の約半分は一般診療所（クリニック）でした。さらに、年間件数が10件未満の施設が半数以上であること、臨床遺伝専門医が関わっている施設は約20％であること、異常結果を経験したことがない医療機関が約15％あることもわかりました。

つまり、羊水穿刺や異常結果の経験値や、遺伝医療の専門性が高いとは言えない施設であっても、羊水検査を行っているのが日本の現状です。絨毛検査や羊水検査の結果によっては、より詳しく胎児の状態を知るために専門性の高い説明を受ける必要が生じます。ですから、正しい情報をもとに気持ちの整理をしながら、時間をかけて十分に考え納得のいく選択ができることは大切です。そのためには、検査に慣れているだけでなく、遺伝カウンセリング体制も整った施設を紹介してもらうのがよいでしょう。

2　絨毛検査と羊水検査の利点・欠点

†絨毛検査と羊水検査のどちらを選ぶか

絨毛検査と羊水検査には、それぞれ利点と欠点があります。

いずれの採取方法も確定的検査ですが、侵襲的な検査ですから、流産のリスクがあることが両者の欠点です。そのため、一般に、絨毛検査や羊水検査による染色体分析を受けるかどうかは、検査による流産リスクと、胎児が染色体異常である可能性を秤にかけて決めることが推奨されています。年齢を理由に侵襲的な診断検査を考えている場合には、年齢から想定される胎児が染色体異常である確率と、絨毛検査や羊水検査による流産リスクを比べてみましょう。

羊水検査による流産のリスクは0・2〜0・3％（1／500〜1／300）ですが、絨毛検査では0・5〜1・0％（1／200〜1／100）です。これは、絨毛検査の実施の有無にかかわらず、一般に妊娠初期のほうが自然流産の頻度が高いためです。とはいえ、最近のデータによれば絨毛検査による流産率は、経験を積んだ医師が行えば羊水検査と同等であるという報告もあります。さらに、羊水検査や絨毛検査を受けた妊婦さんと受けなかった妊婦さんの流産率を比較したところ、有意な差を認めなかったという報告も出てきました。結局のところ、羊水検査や絨毛検査を受けなくても流産に至っていたのか、検査が真の原因となって流産したのか、明確に断言することは困難なのです。

いずれにしても両検査とも流産リスクがあることは事実であるため、羊水検査や絨毛検査をする前の超音波検査で、胎盤の位置や胎児の状態により穿刺が危険であると判断された場合は、延期や中止となる可能性があります。穿刺を行っても採取が不可能で中止になったり、採取のために後日の再穿刺が必要になったりすることもあります。

羊水検査と絨毛検査のどちらの方法で行うかは、妊娠週数によって異なります。妊娠10週から14週であれば絨毛検査で、妊娠15~16週以降では羊水穿刺です。検査結果が出るまでの時間は、検査を行う会社によって異なりますが、2~3週間程度です。つまり、妊娠16週で羊水穿刺を行えば18~19週頃に、妊娠11週で絨毛穿刺を行えば13~14週頃に、妊婦さんは染色体分析の結果を知ることができます。

†絨毛検査の利点

絨毛検査には、羊水検査よりも早く検査を行える、早く結果を知ることができるという利点があります。

妊娠初期から胎児が染色体異常や遺伝病である可能性が高いと推定される場合——例えば超音波検査で胎児異常が指摘される場合や、妊娠初期コンバインド検査や新型出生前診断の結果から胎児が染色体異常である可能性が高いと判定された場合、ご夫婦のいずれかが染色体異常の保因者である場合など——は、絨毛検査を行うことで、羊水検査よりも早い時期に胎児の状態を知ることができます。

筆者の勤務する病院で新型出生前診断を受けて陽性となった妊婦さんが「絨毛検査ができる病院で新型出生前診断を受けて良かった」と言っていました。妊娠10週から受けることができる新型出生前診断ですが、結果が早くわかったとしても、それが陽性結果の場合、絨毛検査を行っていない病院では15〜16週頃まで羊水検査を待たなければいけないのです。

また、遺伝病の家族歴がある妊婦さんの場合に、絨毛検査が行われることがあります。採取した絨毛で遺伝子検査が行えるので、それにより胎児がそのご家族に特徴的な遺伝子の変化を持っているかどうかを調べられるのです。羊水検査でも遺伝子検査は行えますが、できるだけ早く胎児の状態を知りたい妊婦さんであれば、絨毛検査を選択することになるでしょう。

ただし、絨毛検査は手技《しゅぎ》的な熟練を要するため、日本では絨毛検査を行える産科医が少なく、実施している施設は限られています。絨毛検査を希望する場合には、医師によく相談してみましょう。

前述のように、絨毛検査には、羊水検査よりも検査による流産のリスクが高いという欠点もあります。

そのほかに考えられる絨毛検査の欠点として、約1％の妊婦さんに、モザイクが検出されます。モザイクとは、異常な染色体の細胞と正常な細胞が混在している状態です。ただし、絨毛検査で報告されるモザイクのほとんどは絨毛組織・胎盤のみに存在するモザイク（胎盤局在性モザイク）で、胎児の染色体は正常です。これは、絨毛検査で用いる絨毛組織と胎児自身の染色体の構成が稀に異なる場合があることが原因です。

そのため、絨毛検査による染色体分析でモザイクや染色体異常が報告されたにもかかわらず、超音波検査で胎児異常が認められないような場合は、羊水検査による染色体分析の再検査を行って胎児の染色体を再度確認することが必要になります。

さらに絨毛穿刺では、母体細胞混入の可能性を否定できません（約1％）。採取した絨毛組織には、妊婦さんの組織や血液が付着しています。医療機関や検査会社でそれらを取り除いた上で染色体分析を行いますが、妊婦さんの細胞が培養のときに残存していて増殖した場合は、妊婦さんの染色体が分析されてしまいます。そうすると絨毛検査の検査結果として、胎児ではなく妊婦さんの染色体の状態が報告されることになります。

羊水検査の利点

日本では胎児の染色体異常の診断を目的とした侵襲的検査の99％以上は、羊水穿刺による染色体分析である「羊水検査」によって行われています。

羊水検査の利点としては、同じ確定的検査である絨毛検査よりも流産リスクが低い点、羊水中の胎児細胞を検査に利用するため絨毛検査よりも確実に胎児の染色体を分析できる点が挙げられます。また、採取した羊水のＡＦＰの値を調べ、胎児が無脳症や二分脊椎などの開放性神経管欠損症である可能性を知ることができることも利点になるかもしれません（表13）。

	絨毛検査（CVS）	羊水検査
実施時期	妊娠 10 週〜 14 週	妊娠 15〜16 週以降
対象疾患	染色体疾患 全般	
検査による流産の可能性	0.5〜1.0%（1/200〜1/100）	0.2〜0.3%（1/500〜1/300）
合併症	出血、感染、流産など	破水、感染、出血、流産など
検査の限界	胎盤局在性モザイクの可能性（1%程度）	
イメージ	経腟法または経腹法 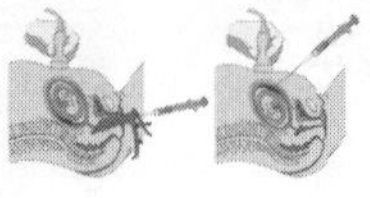	経腹法 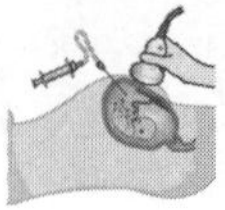

表13　絨毛検査と羊水検査の比較

開放性神経管欠損症である胎児の多くは、染色体は正常ですので、染色体分析では開放性神経管欠損症を診断できない場合があるのです。ただし、開放性神経管欠損症の確定診断は超音波検査になるので、羊水AFP検査は詳細な超音波検査の必要性を判断する検査として位置づけられています。

羊水AFP検査は、第5章で詳しく説明します。

3　羊水検査と絨毛検査の実際

†羊水穿刺とは？

胎児は羊水のなかに浮いていますので、羊水中には胎児の細胞が含まれています。この羊水を採取して、胎児に染色体の変化「染色体異常」があるかどうかを調べることができます。

羊水は妊婦さんの腹部に細い針を刺して採取します。この手技を「羊水穿刺」と呼びます。羊水穿刺は、超音波を見ながら行われますから、超音波検査の画像を見やすくするために、羊水穿刺の前に膀胱を空にするために排尿する必要があります。

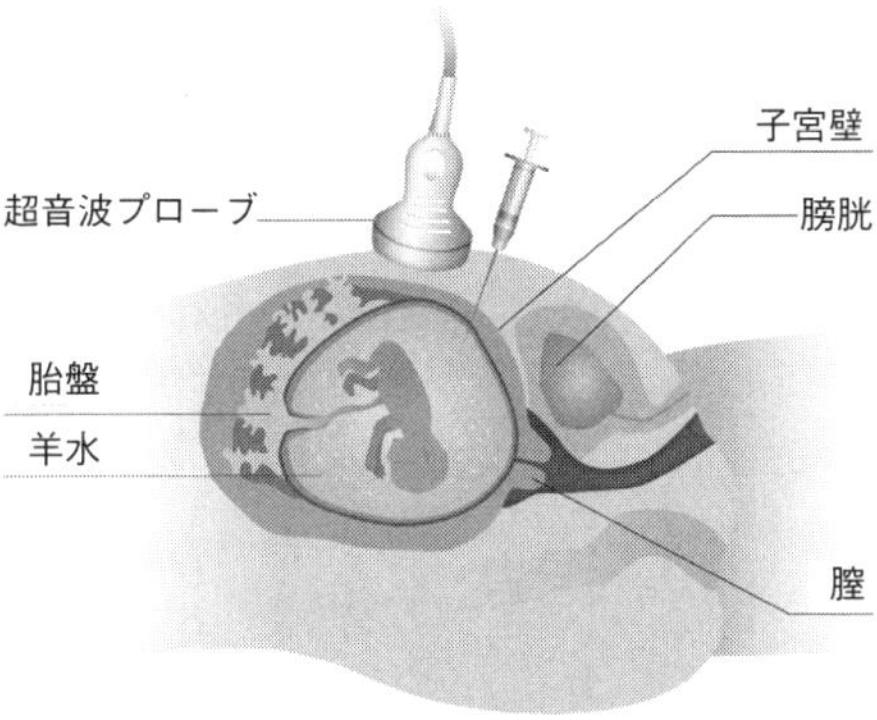

図33　羊水穿刺

羊水を採取する前に、医師は超音波検査を実施して、胎盤の位置や羊水量などのほか、胎児の位置や姿勢などを確認し、安全な穿刺部位を決めます。そして下腹部全体を消毒した後に、羊水穿刺用の注射針を刺していきます。羊水穿刺中も、超音波で穿刺針の先端の位置を確認します。必要量の羊水が吸引採取できたら針が抜かれます。穿刺後しばらくはベッド上で安静にし、穿刺部位や胎児の心拍数に異常がないことを確認します。穿刺後3日間程度は抗生物質を予防的に服用し、過度な運動は避けたほうがよいでしょう。

羊水検査は、多くの施設では羊水量が増える妊娠15週以降に行われています。羊水検査による染色体分析は、1960年代後半から実施されている検査で、これまでに多くの妊婦さんが受けています。

しかし、羊水を採取する際に腹部に細い針を刺しますので、危険がまったくないわけではありません。羊水検査の合併症としては、流産、破水、出血、腹痛、子宮内感染、胎児の受傷、早産などがあります。適切な処置で対処できる場合がほとんどですが、最終的に流産や胎児死亡に至ることもあり、その確率は、0・2%〜0・3%（1／500〜1／300）と言われています。

†絨毛穿刺とは?

妊婦さんからは胎児に栄養分が供給され、胎児は不要物を排出しますが、これは胎盤を通じて行われます。胎盤の一部となる絨毛は、胎児の細胞で作られています。この絨毛を採取することで、胎児に染色体の変化である「染色体異常」があるかどうかを調べることができます。

絨毛組織の一部を採取する方法が絨毛穿刺（CVS：Chronic Villi Sampling）です。英語表記の頭文字を取って「CVS」と呼ばれることもあります。

絨毛検査は、多くの施設では妊娠10週から14週頃に行われていて、手法としては経腟法《けいちつほう》と経腹法《けいふくほう》があります。

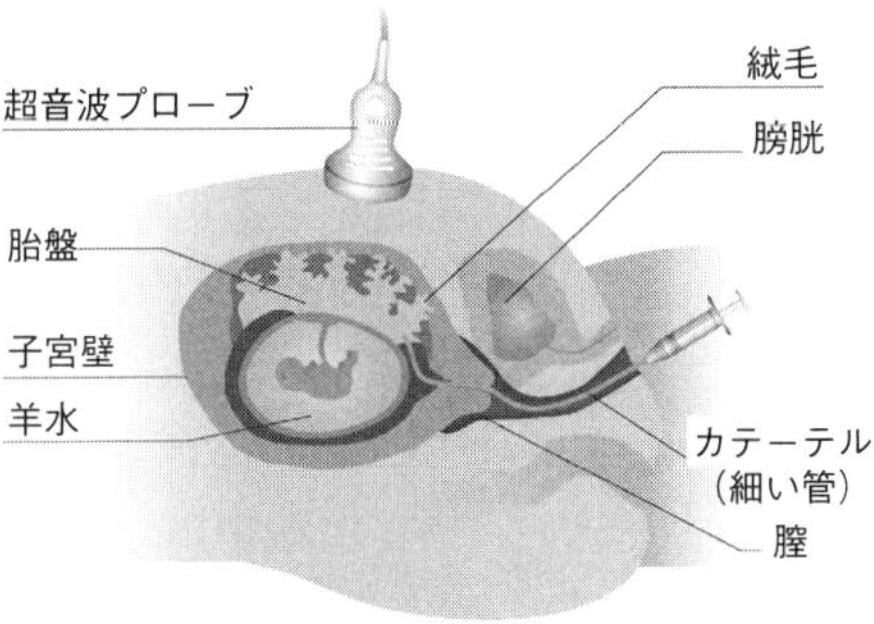

図34　絨毛穿刺（経腟法）

いずれの場合にも、絨毛を採取する前に超音波検査を実施して胎盤や胎児の位置などを確認し、医師が経腹法か経腟法のどちらで絨毛を採取するかを判断します。

経腟法（図34）では、腟内に細いストローのような管（カテーテル）を静かに挿入して、絨毛の一部を吸引して採取します。妊婦さんは婦人科内診台に乗り、医師は腟部を消毒します。腟内にカテーテルを挿入する直前に、超音波検査で胎児と絨毛がある場所を確認して、挿入する方向を決めます。カテーテルを挿入後、先端を超音波で確認して、胎盤絨毛内に達したら、医師は絨毛内でカテーテルを動かして絨毛を吸引採取します。

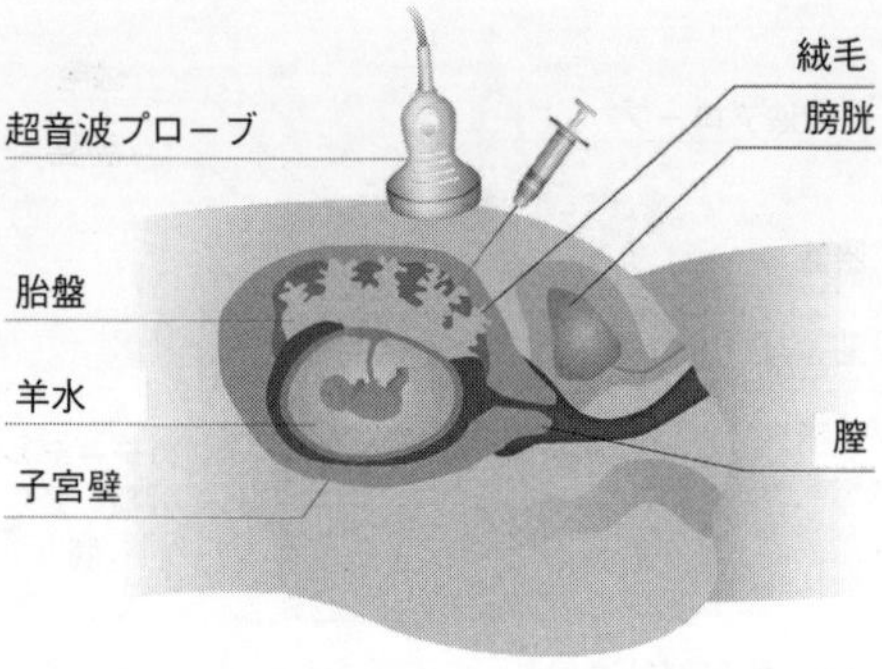

図35　絨毛穿刺（経腹法）

経腹法（図35）では、羊水穿刺と同じように、妊婦さんの下腹部に細い針を刺して絨毛を採取します。医師は超音波検査を実施して、胎盤や胎児の位置などを確認し、安全な穿刺部位を決めてから、羊水穿刺と同様に下腹部を消毒して絨毛穿刺用の注射針を刺していきます。絨毛穿刺中も、超音波で穿刺針の先端の位置を確認して針先が胎盤絨毛内に達したら、医師は針の先端を小刻みに上下方向に動かしながら、絨毛を採取します。

いずれの手法でも、絨毛穿刺後しばらくはベッド上で安静にし、胎児や胎児の心拍数に問題がないことを確認します。穿刺後3日間程度は、抗生物質を予防的に服用して、過度な運動は避けたほうがよいでしょう。

絨毛検査の合併症としては、流産、破水、出血、腹痛、子宮内感染、胎児の受傷、早産などがあります。適切な処置で対処できる場合がほとんどですが、最終的に流産や胎児死亡に至ることもあります。

一般に妊娠初期のほうが自然流産の頻度が高いため、絨毛穿刺後の流産リスクは、妊娠15週以降に行われる羊水穿刺後よりも高くなります。最近のデータは限られますが、絨毛採取に伴う流産リスクは、羊水穿刺と同等の１／５００〜１／３００程度とも言われています。

超音波検査で胎児や胎盤の位置を確認しながら行う絨毛穿刺は、遺伝病のご夫婦の早期の出生前診断のために１９８０年代初めに米国で始まりました。実はそれ以前から、中国では早期の性別診断のために、超音波検査をしないで膣に管を挿入する絨毛穿刺が行われたそうです。感触に頼って行うとは、何とも恐ろしい話です。

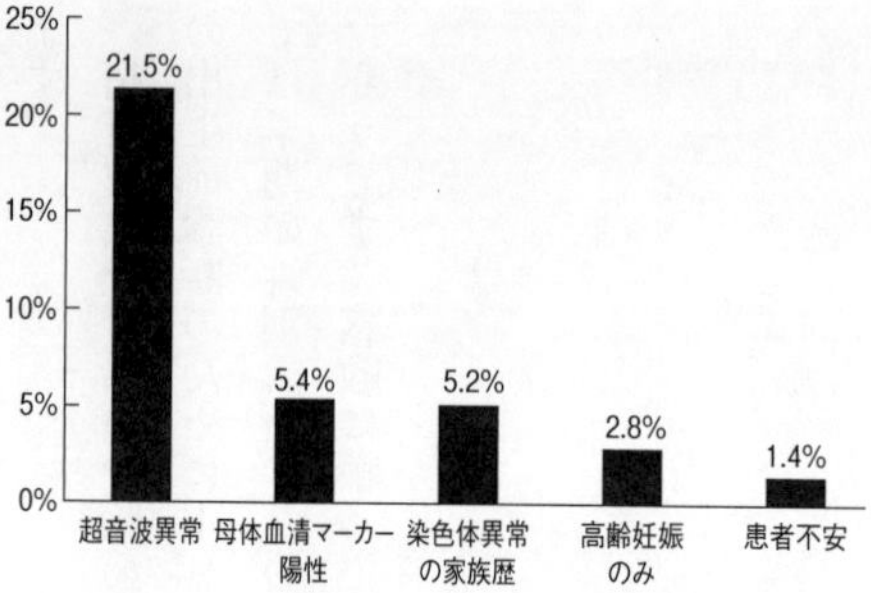

図36　羊水検査の希望理由別の染色体異常の頻度
Nishiyama M, Yan J, Yotsumoto J, Sawai H, Sekizawa A, Kamei Y, Sago H. 2015 Jan 8. doi: 10. 1038/jhg. 2014. 116.

4　染色体分析で何がわかるか

ダウン症候群以外の染色体異常も

羊水検査や絨毛検査による染色体分析では、実際にどのような染色体異常が、どのくらいの頻度で見つかっているのでしょうか。

22週未満の羊水での染色体分析の結果を調査したところ、羊水検査を受けた6・0%の妊婦さんに、染色体異常が見つかっています。ただしこの染色体異常の頻度は、羊水検査を希望した理由によって違います。例えば、NT肥厚《ひこう》など超音波検査で胎児が染色体異常である可能性が高い所見が見つかっていた妊婦さんでは21・5%、母体血清マーカー検査の結果が陽性であった妊婦さんでは5・4%、年齢のみを理由に希望し

染色体異常	数	割合（%）
常染色体　数的異常	1,120	64.0%
ダウン症候群※1	761	43.5%
18トリソミー	303	17.3%
13トリソミー※2	54	3.1%
その他のトリソミー	2	0.1%
性染色体　数的異常	203	11.6%
45,X※3	103	5.9%
47,XXY	47	2.7%
47,XXX	37	2.1%
47,XYY	16	0.9%
その他（構造異常・モザイクなど）	427	24.4%
合計	1,750	100.0%

表14　羊水検査で見つかった染色体異常の内訳
Nishiyama M, Yan J, Yotsumoto J, Sawai H, Sekizawa A, Kamei Y, Sago H. 2015 Jan 8. doi: 10. 1038/jhg. 2014. 116.
*1 ロバートソン転座型ダウン症候群 15例を含む
*2 ロバートソン転座型 13 トリソミー 4 例を含む
*3 モザイク 28 例を含む
ロバートソン転座型ダウン症候群・13 トリソミー：トリソミーが原因で生じていないダウン症候群・13 トリソミーである。21 番・13 番染色体の短腕が失われ、長腕部分が他の染色体に付着（転座）していることで、染色体数は合計 46 本であるが、21 番・13 番染色体の長腕部分の合計が 3 つとなっている状態。

た35歳以上の高齢妊娠の妊婦さんでは2・8％でした（図36）。

なお、羊水検査で見つかった全体の染色体異常の内訳は、ダウン症候群43・5％、18トリソミー17・3％、13トリソミー3・1％を含む常染色体の数的異常が64％、性染色体の数的異常が11・6％となりました。そして、その他の染色体異常（染色体の構造異常やモザイクなど）が24・4％を占めました（表14）。

つまり、頻度が高いことで知られるダウン症候群である可能性を心配して羊水検査を受けた場合であっても、その他の染色体異常が報告されることがあります。異常結果が報告された場合に、56・5%はダウン症候群以外の染色体異常なのです。

なお、染色体異常の内訳も、妊婦さんが羊水検査を希望した理由によって異なっています。例えば、日本で新型出生前診断の対象となっているダウン症候群、18トリソミー、13トリソミーが異常結果に占める割合は、超音波異常では74・9%、母体血清マーカー検査陽性では71・6%、35歳以上の年齢のみが理由である場合には53・0%です。このように、染色体異常の頻度と内訳は、検査を受ける理由によって異なります。

†染色体分析の限界

胎児の染色体異常の確定的検査である染色体分析にも、検査の限界はあります。染色体異常は胎児の疾患の一部に過ぎないので、染色体分析ですべての疾患の診断はできない、ということです。出生児の3~5%はなんらかの先天性疾患を持って生まれてきますが、染色体異常は、そのうち四分の一です。また、胎児が染色体異常を持っている場合でも、合併症や発達の程度には個人差があるものですが、染色体分析ではさまざまな成長発達の可能性を予想することはできません。さらに、染色体分析は専門家が顕微鏡下で染色体を観察して行う検査なので、調べられる染色体の変化には限界があります。染色体の数の変化や構造の変化の多くは正確に分析できますが、微細な構造の変化や遺伝子レベルの変化になると、顕微鏡では検出することができません。

ではどの程度のレベルまでの変化であれば検出できるのでしょうか。その尺度は「バンドレベル」として示されます。「バンド」とは染色体を染色液で染めた時に見える縞模様、濃い縞と薄い縞のことで、どちらも1バンドとして数えます。羊水検査や絨毛検査による染色体分析でのバンドレベル（縞模様の数）は450程度です。人の遺伝子の数は2万5000個程度と言われていますので、バンド分析で検出できる限界が1バンドだとすると、染色体分析では55の遺伝子の塊《かたまり》の増減を見ていることになります。また、DNAは、30億の塩基対から成りますので、バンドレベルが450であれば、1バンドあたり660万塩基対を含むことになります。

一人の胎児が異常な染色体の細胞と正常な細胞の両方を持っている場合を「モザイク」と呼びますが、このモザイクの場合は、診断できることもできないこともあります。異常と正常の両方の細胞が見つかればモザイクの診断が可能ですが、正常細胞ばかりが増えてくる場合、もしくは両方の細胞が増えても正常細胞しか検出されないケースがあります。

その場合は、出生後にモザイクの児であることが判明する場合があります。

なお、羊水や絨毛を採取できても、その中の胎児の細胞が充分に増えない場合がありま す。この場合には、染色体を観察して分析することができず、結果を報告することができません。こういうときは、時間的に余裕があれば再穿刺を行うことが可能です。

染色体分析のまとめ

①染色体分析は、胎児の染色体異常の「診断」を目的とした確定的検査です。

②染色体分析を行うには、妊婦さんから胎児の細胞を採取することが必要です。胎児細胞の採取方法には絨毛穿刺と羊水穿刺があり、それぞれに利点と欠点があります。

③絨毛穿刺と羊水穿刺は侵襲的な手法であるため、妊婦さんまたは胎児に対して、絶対に安全とは言い切れません。具体的には、前期破水・感染・出血・流産などが起こる可能性があります。

④染色体分析で見つかる染色体異常の頻度とその種類は、検査を希望する理由によって異なります。

⑤染色体異常は胎児の疾患の一部に過ぎず、染色体分析ではすべての疾患の診断はできません。胎児が染色体異常を持っている場合でも、さまざまな成長発達の可能性を予想することはできません。
⑥ごく稀に、分析結果が胎児の状態を完全に正しく反映していないこともあります。例えば、モザイクでは異常細胞が検出されない可能性があります。
⑦分析結果が正しく胎児の染色体が正常とされても、他の原因による胎児の先天性疾患が存在することがあります。
⑧検査当日の胎盤位置や胎児の状態により穿刺が危険であると判断された場合や、穿刺を行っても採取が不可能で中止になった場合には、採取のために後日の再穿刺が必要になることがあります。
⑨細胞増殖の不良などにより、染色体分析が不可能なこともあります。この場合、時間的に余裕があれば再穿刺を行うことは可能です。
⑩新生児の3%程度には、なんらかの先天性疾患があるとされているので、染色体異常がなくてもそうした疾患が見つかることがあります。

第4章

どの出生前診断を受ければよいか

——意思決定の手引き

第2章と第3章で紹介してきたように、出生前診断には、非侵襲的かつ非確定的なスクリーニング検査や、確定診断を目的とする侵襲的な検査などがあり、その手法はさまざまです。いずれの検査も、基本的に先天性疾患の中の25%（1／4）を占める染色体異常を対象としたものですので、残りの約3／4の先天性疾患は対象とはなりません。つまり、生まれてきてから診断される疾患のほうが多いということです。

先天性疾患の一部に過ぎない染色体異常について、情報を得たいと考えるかどうかが、出生前診断を受けるかどうかを判断する目安となるでしょう。

妊婦さんは、出生前診断を受けるかどうかだけでなく、受ける検査も自分で選択しなければなりません。最近では新型出生前診断や妊娠初期コンバインド検査も加わって、出生前診断の選択肢はさらに多様化しています。そのぶん、妊婦さん一人ひとりが、自分に合った選択をするのが難しくなってきていることでしょう。

本章では、妊娠の週数、妊婦の年齢、そして出生前診断に対する考え方ごとに、考えられる検査の選択肢を紹介します。また、皆さんが自分らしい選択とは何かを考え、納得のいく選択ができるようにサポートする、遺伝カウンセリングについても紹介します。

1　妊娠週数別の選択肢

妊娠の週数によって、選択できる検査の種類が変わります。妊娠週数を妊娠初期（10～14週頃）と妊娠中期（15～18週頃）に分けて考えてみましょう。

†妊娠初期に行われる検査

妊娠初期（10～14週頃）に行われる検査の利点は、妊娠中期（15～18週頃）の検査よりも早く胎児に関する情報が得られることです。染色体異常の確定診断検査を希望する場合は、絨毛穿刺による染色体分析である絨毛検査を受けることも選択肢になります。

絨毛検査の欠点は、流産のリスクがある侵襲的な検査であることや、検査を実施できる施設が限られることでしょう。

この時期に、日本の妊婦さんが受けることができる非確定的なスクリーニング検査は、妊娠初期コンバインド検査、新型出生前診断に限られます。施設によっては採血と組み合わせる妊娠初期コンバインド検査としてではなく、NT測定のみを行っているところもあるようです。実際には、これらの検査を希望しても受けることができる妊婦さんは限定されてしまうでしょう。理由は、以下に述べる事情と関係しています。

NT測定で、正確な結果を判定するにはNT測定の資格を取得している医師による測定が不可欠です。NT測定を希望する場合には、通常の健診とは別に「胎児超音波スクリーニング」「超音波外来」「胎児ドック」などの名称で、超音波専門医が希望者に対して行っている超音波検査の専門の外来を受診するのが良いでしょう。

なお、欧米諸国ではNT測定は母体血清マーカー検査と組み合わせて「妊娠初期コンバインド検査」として行うことが推奨されていて、日本でも開始されています。ただし、実施している施設が限られているのが現状です。なお、妊娠初期コンバインド検査は妊娠11週から13週6日に受けることができる検査で、同時期に受けることができる新型出生前診断（10週〜16週頃）よりも検査時期が限られています。その特徴を生かして、妊娠初期コンバインド検査の結果を見てから、精度ならびに費用が高い新型出生前診断を受けるかどうかを判断するということもできます。ただし、その場合には妊娠初期コンバインド検査と新型出生前診断の両検査を行っている医療機関を受診する必要があるでしょう。

	絨毛検査	NT 測定のみ	妊娠初期 コンバインド検査	新型出生前診断*
位置づけ	確定的検査 （確定診断）	非確定的検査 （スクリーニング検査）		
対象疾患	すべての 染色体異常	染色体異常や その他先天性疾患	ダウン症候群 18 トリソミー	ダウン症候群 18 トリソミー 13 トリソミー
ダウン症候群 検出率	確定診断	64〜70%[1]	82〜87%[1]	99%[2]
検査方法	絨毛穿刺	超音波検査 （NT 測定）	超音波検査 （NT 測定） ＋採血	採血
実施時期	10週〜14 週	11週〜13 週 6 日 （CRL〈頭殿長〉が 45〜84 mm）		10 週以降 16 週頃まで
医療施設の 実施条件	手技的な熟練	FMF/NTQR の資格（NT 計測）		日本医学会による 施設認定
費用	10〜20 万円	1〜2 万円	3〜4 万円	15〜21 万円

表15　妊娠初期に行われる検査の選択肢

* 胎児が染色体の数的異常である可能性が高い妊婦さんのみ

1）ACOG Committee on Practice Bulletins. ACOG Practice Bulletin No. 77: screening for fetal chromosomal abnormalities. Obstet Gynecol. 2007; 109: 217-227.（偽陽性率：5%）

2）Wilson KL, Czerwinski JL, Hoskovec JM, Noblin SJ, Sullivan CM, Harbison A, Campion MW, Devary K, Devers P, Singletary CN. 2013; 22: 4-15.（偽陽性率：1%未満）

新型出生前診断は、高齢妊娠などで胎児が検査の対象となる染色体異常である可能性が高い妊婦さんのみが受けることができ、かつ実施施設が限定されています。新型出生前診断の対象基準に合致し検査を希望する場合には、なるべく早くかかりつけの病院の医師に相談しましょう。

†妊娠中期に行われる検査

妊娠中期（15〜18週頃）に染色体異常の確定診断検査を希望する場合は、羊水穿刺による染色体分析である、羊水検査が選択肢にあがります。

この検査の欠点は、流産のリスクが

	羊水検査	母体血清マーカー検査（クアトロテスト）	新型出生前診断*
位置づけ	確定的検査（確定診断）	非確定的検査（スクリーニング検査）	
対象疾患	すべての染色体異常	ダウン症候群 18トリソミー 開放性神経管欠損症	ダウン症候群 18トリソミー 13トリソミー
ダウン症候群検出率	確定診断	81%[1] (87%[3])	99%[2]
検査方法	羊水穿刺	採血	
実施時期	15〜16週以降 (18週後半頃まで)	15週以降 18週頃まで	10週以降 16週頃まで
医療施設の実施条件	特になし		日本医学会による施設認定
費用	10〜20万円	2〜3万円	15〜21万円

表16　妊娠中期に行われる検査の選択肢

* 胎児が染色体の数的異常である可能性が高い妊婦さんのみ

1）ACOG Committee on Practice Bulletins. ACOG Practice Bulletin No. 77: screening for fetal chromosomal abnormalities. Obstet Gynecol. 2007; 109: 217-227.（偽陽性率：5%）

2）Wilson KL, Czerwinski JL, Hoskovec JM, Noblin SJ, Sullivan CM, Harbison A, Campion MW, Devary K, Devers P, Singletary CN. 2013; 22: 4-15.（偽陽性率：1%未満）

3）ラボコープ・ジャパン「クアトロテスト資料」（偽陽性率：9%）

ある侵襲的な検査であることです。

非襲侵的な非確定的検査として、日本の妊婦さんが受けることができるのは、新型出生前診断と、クアトロテストのような妊娠中期の1度の採血で済む母体血清マーカー検査に限られます。

新型出生前診断は、対象者や実施施設が限定されていますので、非確定的検査を希望する妊婦さんの多くは、母体血清マーカー検査を選択することになるでしょう。母体血清マーカー検査を受けた後には、羊水検査を受けるかどうかを決めることになります。

母体血清マーカー検査を希望する場合には、羊水検査に慣れていて、遺伝カウンセリング体制も整った施設で検査を受けるのが良いでしょう。

2 妊婦年齢別の選択肢

第1章で述べましたように、胎児が染色体異常である可能性は、妊婦さんの年齢とともに増加します。では、実際にはどのくらい高くなるのでしょうか。25歳でダウン症候群の子どもを出産する頻度に比べると、30歳では約1・25倍、35歳では約3倍、40歳では約12・5倍となります。一方、その実際の頻度を見てみると、25歳では1／1250（0・08％）、35歳では1／380（0・26％）、40歳では1／100（1％）、です。40代前半の妊婦さんが「半分の赤ちゃんは染色体の病気だと思っていました」と言っていました。頻度は低くても、「一般の○倍」というと、高い印象を与えてしまうこともあるのです。

繰り返し述べてきました通り、羊水検査や絨毛検査による侵襲的な確定的検査には、流産リスクがあります。そのため、侵襲的な確定的検査を受けるかどうかは、妊婦さんの年齢から想定される、胎児が染色体異常である確率と、絨毛検査や羊水検査による流産リスクを比べた上で決めることが推奨されます。

†すべての年齢の妊婦さんへ

侵襲的な出生前診断は流産リスクがありますので、流産のリスクを回避するために、まずは母体血清マーカー検査などの、非侵襲的な非確定的検査を行って、侵襲的な確定的検査の必要性を判断するという方法もあります。

母体血清マーカー検査や妊娠初期コンバインド検査は、主に胎児がダウン症候群や18トリソミーである可能性を算出するもので、検査による流産リスクがないため、年齢を問わず実施することができます。ただし、確率の計算には妊婦さんの年齢確率を使用しますので、妊婦さんの年齢が上がるほどスクリーニング陽性率が高くなります。

また、羊水検査や絨毛検査の染色体分析と比べると、母体血清マーカー検査や妊娠初期コンバインド検査では検査対象となる染色体異常が限定されます。

†30歳未満の妊婦さんへ

胎児が染色体異常である可能性は、1／500から1／400以下と考えられます。ダウン症候群については、1／1000以下です。羊水検査や絨毛検査で染色体異常が見つかる可能性よりも、検査することで流産するリスクのほうが高いため、通常は侵襲的な出生前診断対象とはなりません。

†30～34歳の妊婦さんへ

胎児が染色体異常である可能性は、1／400～1／200と考えられます。ダウン症候群については、1／1000～1／600程度で、20歳代と比較すると確率は上昇しますが、羊水検査や絨毛検査で染色体異常が見つかる可能性よりも、検査による流産リスクのほうが高いため、通常は侵襲的な出生前診断の対象とはなりません。

†35～39歳の妊婦さんへ

胎児が染色体異常である可能性は1／200から1／50、ダウン症候群については1／400から1／100以上となります。検査による流産リスクよりも、染色体異常が見つかる可能性が高く、高齢妊娠として侵襲的な出生前診断の対象となります。ただし、羊水検査や絨毛検査を受けるかどうかは、妊婦さん、ご夫婦が選択するものです。分娩予定日時点で35歳以上であれば、新型出生前診断の対象にもなりますが、検査対象となる染色体異常はダウン症候群と18トリソミー、13トリソミーに限定されます。なお、生殖補助医療による妊娠で採卵日時点の妊婦さんの年齢から換算した分娩予定日の年齢が35歳未満の場合には、新型出生前診断の対象にはなりませんのでご留意ください。

†40歳以上の妊婦さんへ

胎児が染色体異常である可能性は1／50以上で、ダウン症候群については1／100以上となります。35〜39歳の妊婦さんと同様に、高齢妊娠として侵襲的な出生前診断の対象となります。ただし、40歳以上になると、検査を実施して流産を起こした場合や妊娠継続を諦めるということになった場合には、次回の妊娠が難しくなることも充分に考えられるので、羊水検査や絨毛検査を受けないという選択をする動機にもなるようです。非侵襲的な非確定的検査としては、母体血清マーカー検査、妊娠初期コンバインド検査、新型出生前診断のいずれも検査対象となります。

	30歳未満	30〜34歳	35〜39歳	40歳以上
年齢固有確率 すべての染色体異常	1/500〜 1/400以下	1/400〜 1/200	1/200〜 1/50	1/50以上
ダウン症候群	1/1000以下	1/1000〜 1/600	1/400〜 1/100以上	1/100以上
侵襲的検査の流産リスク 絨毛検査 羊水検査	1/200〜1/100[1] 1/500〜1/300			
侵襲的な確定的検査の適応	通常は対象外		高齢妊娠として対象	
非確定的検査 （スクリーニング検査）	年齢を問わず実施可能			
クアトロテスト スクリーニング陽性率[2]	2.7%	6.3%	17.9%	39.4%

表17　妊婦年齢別の選択肢の考え方
1）絨毛検査による流産率は羊水検査と同等であるという報告もある。
2）ダウン症候群のスクリーニング陽性率（ラボコープ・ジャパン合同会社「クアトロテスト資料」）

3　考え方別の選択肢

ここまでは、妊娠の週数と妊婦さんの年齢別の検査の選択肢を紹介してきました。妊娠週数や妊婦さんの年齢は医療者が客観的に判断できますが、妊婦さん一人ひとりやご夫婦の出生前診断に対する考え方を、周りの人が決めることはできません。

米国産科婦人科学会は、侵襲的な出生前診断を受けるかどうかの考え方は、胎児が染色体異常である可能性や、侵襲的検査による流産の可能性、診断検査を受けなかった場合に染色体異常の子どもを得ることの重大性などに基づいている、としています。出生前診断に対する妊婦さんの考え方別に、検査の選択肢を考えてみたいと思います。

†「とにかく侵襲的な出生前診断を受けたくない」

「どのような場合でも侵襲的な出生前診断を受けたくない」「妊娠継続の意思があり出生前診断の結果を心配せずに妊娠生活を送りたい」という妊婦さんは、出生前診断を受けることを選択しないことが多いでしょう。非侵襲的に行うことができる母体血清マーカー検査や超音波検査、新型出生前診断であっても、その結果を確認した上で侵襲的な確定的検査である羊水検査や絨毛検査を受けるかどうかを必ず考えることになるためです。

「安心を得たい」という思いで非侵襲的な非確定的検査を受けた結果、胎児が染色体異常である可能性を指摘され、逆に不安に陥ってしまう妊婦さんも実際に多いようです。

†「胎児の状態を知って出産に備えたい」

「35歳未満で染色体異常の家族歴もなく妊娠継続の意思はあるが、胎児の状態を知って出産時に備えたい」「年齢や家族歴から胎児が染色体異常である可能性が高いが、すぐに侵襲的な検査をするには抵抗がある」という妊婦さんには、まずは母体血清マーカー検査などの非侵襲的な非確定的検査を行って胎児が染色体異常である可能性を知り、その上で侵襲的な出生前診断の必要性を判断するという方法があります。

†「はっきりした結果を知りたい」

「年齢や家族歴から胎児が染色体異常である可能性が高く、はっきりした結果を知りたい」という妊婦さんは、非侵襲的な非確定的検査を行わずに最初から侵襲的な確定的検査を選択するでしょう。

また、35歳未満で染色体異常の家族歴もない場合には、通常は侵襲的な出生前診断の対象とはなりませんが、「非確定的な検査は偽陽性や偽陰性があるので、より確定的な検査を受けたい」と強く希望する妊婦さんは、最初から侵襲的な確定的検査を選択するかもしれません。

†「出生前診断を受けようか迷っている」

出生前診断を受けるかどうかを迷っている理由はなんでしょうか。理由は人それぞれであると思います。ご夫婦の間で思いが異なる場合もあるでしょう。誰しも共通する思いは、胎児が健康であってほしい、健康で生まれてきてほしい、ということではないでしょうか。

出生前診断は胎児に疾患があるかどうかを調べる検査ですので、望まない結果となった場合のことをあらかじめ考えておく必要があります。これは、どの出生前診断にも共通することですので、出生前診断を受ける目的を、ご自身、ご夫婦で事前に充分に話し合った上で、検査を受けるかどうかを決めるとよいでしょう。

胎児に染色体異常があることが事前にわかった場合には、出産後からすぐに子どもの治療に対応できる施設に転院して、妊娠の経過を精査しながら分娩に備えることができます。この目的のために出生前診断を希望する場合には、必ずしも妊娠初期や中期から検査を受ける必要はありません。転院などの施設間の連携については地域や医療機関によって異なりますので、病院の医師に相談してみましょう。

†「非確定的検査の種類を決められない」

新型出生前診断と妊娠初期コンバインド検査で悩んでいるご夫婦にお会いしたことがあります。お話をうかがっていると、ご夫婦共通の思いは「できるだけ流産リスクのある侵襲的な確定的検査をしたくない」ということでした。このご夫婦は、流産の可能性を一番恐れていたのです。そのため、ご夫婦の選択肢は、非侵襲的な非確定的検査、つまり妊娠初期コンバインド検査やクアトロテスト、新型出生前診断でした。

遺伝カウンセリングを受診されたのが12週頃で、なるべく早く検査を受けて結果を知りたいということでしたので、15週から受検できるクアトロテストの選択肢は除外されました。その上で悩んでいた理由は、費用でした。妊娠初期コンバインド検査の場合には新型出生前診断のおよそ8分の1で検査を受けることができるからです。

検査の精度を考えると、陰性的中率はいずれも99％以上、陰性であることを確認することを目的とするのであれば「妊娠初期コンバインド検査でも良い」と考えているようでした。しかし、流産の可能性を一番懸念している中で、陽性結果となった場合に侵襲的な確定的検査で確認することを考えると、検査を受けて陽性結果となる可能性と、その的中率が重要なポイントとなります。

妊娠初期コンバインド検査は、日本で開始されてまだ日が浅いため、検査を受けられた方のデータが充分にありませんが、検査の精度はクアトロテストと同等と言われています。この妊婦さんは、40歳以上。クアトロテストのデータによると、スクリーニング陽性となる可能性は30％を超えますが、陽性結果の的中率は2％程度です。一方、新型出生前診断で陽性となる可能性は2％程度で陽性的中率は90％以上です。つまり、新型出生前診断のほうがリスクの高い人をより確実に拾い上げることができるのです。この点が決め手となって、このご夫婦は新型出生前診断を受けることにしました。

このご夫婦のお話はあくまでも一例です。同じように妊娠初期コンバインド検査と新型出生前診断でお悩みになる方の中には、両検査ともに陰性的中率はいずれも99％以上であるため、費用が安い妊娠初期コンバインド検査の結果を見てから、新型出生前診断に進むかどうかを判断することを選ぶご夫婦もいます。考え方や選択は人それぞれですので、遺伝カウンセリングでは皆さんが納得した選択ができるようお手伝いしています。

†「新型出生前診断は受けたほうがよいか」

新聞やテレビなどの報道が過熱したこともあり、出生前診断の中でも新型出生前診断だけが注目されている印象があります。実際に、その他の出生前診断の選択肢をご存じないご夫婦や、新型出生前診断に過度な期待をされているご夫婦にお会いすることがあります。

確かに新型出生前診断には多くの利点があります。早い時期（妊娠10週ごろ）からできる、採血でできるので流産のリスクがない、精度が高い検査です。「流産のリスクがない」のは、母体血清マーカー検査や妊娠初期コンバインド検査も同じですが「早い時期からできる」「精度が高い検査」という点で、新型出生前診断が母体血清マーカー検査や妊娠初期コンバインド検査を上回っているのは事実です。妊娠初期コンバインド検査は11週から、母体血清マーカー検査は妊娠15週以降にならないと受けられませんが、新型出生前診断は妊娠10週ごろ以降であれば受けることができます。

新型出生前診断の精度については、2013年8月の新聞報道によって示された「精度99%」が多くの誤解と過度な期待を生んだと言えるでしょう。「(ダウン症候群が)99%わかるのですよね」と口にするご夫婦が本当に多いのです。

「精度」には複数の指標があります。主には、感度(=検出率、胎児がダウン症候群である妊婦さんのうち検査が陽性であった人の割合)や特異度(胎児がダウン症候群ではない妊婦さんのうち検査が陰性であった人の割合)そして「陽性や陰性結果をどの程度信用できるのか」という点では陽性的中率と陰性的中率です。そのうち、陽性的中率以外、つまり感度や特異度、陰性的中率は99%以上です。新聞報道が示した「精度99%」が何を示そうとしていたのかはわかりませんが、「新型出生前診断(NIPT)の結果は99%正しい」と解釈したご夫婦が多いようです。そういう意味では、陽性的中率は80~90%ですので、誤った理解ということになります。

ただし、この陽性的中率は他の非確定的検査に比べると高くなります。母体血清マーカー検査の一つであるクアトロテストの場合、陽性的中率は2・2％です。つまり、クアトロテストでダウン症候群が陽性となった妊婦さんのうち、1000人中22人の胎児が本当にダウン症候群です。それに対し、新型出生前診断では、陽性的中率は80〜90％ですので1000人中800〜900人の胎児がダウン症候群というわけです。したがって、クアトロテストよりも胎児がダウン症候群である可能性が高い妊婦さんを拾い上げることができる検査で、「陽性」と判定される妊婦さんの割合も低くなります。つまり、新型出生前診断の利点の一つとして、胎児がダウン症候群ではないにもかかわらず流産リスクのある確定的検査をうける妊婦が減少することがあげられます。

他方で陰性的中率はいずれの場合も99％以上ですので、陽性結果の確からしさが新型出生前診断のほうが高く、陰性的中率は同等ということです。したがって、非確定的検査を受けてリスクが低いことを確認したいという妊婦さんであれば、新型出生前診断ではなくクアトロテストや妊娠初期コンバインド検査（クアトロテストと同等の精度）を受けるという選択もあるでしょう。

このように新型出生前診断は非確定的検査であるため、はっきりした結果を求める妊婦さんには適した検査ではないかもしれません。100%を求める妊婦さんには、最初から確定的検査である羊水検査や絨毛検査が選択肢になるかもしれません。ただし、流産となる可能性を承知する必要がありますので、ご自身やご夫婦が何を優先するのかによって、選択肢は変わってくるでしょう。

例えば検査対象となる疾患は、羊水検査や絨毛検査のほうが多くなります。新型出生前診断で調べることができる染色体の疾患は、ダウン症候群、18トリソミー、13トリソミーの3種類で、羊水検査で見つかる染色体異常の約60%です。この割合は、羊水検査を希望した理由によっても変わってきます。超音波異常では74・5%、母体血清マーカー検査陽性では71・6%、35歳以上の年齢のみが理由である場合には53・0%です。

つまり、35歳以上であることを理由に、羊水検査ではなく新型出生前診断を選んで、「陰性」となった場合、胎児に残りの47%の染色体の疾患がある可能性を否定することはできないのです。この可能性をゼロにしたいのであれば、新型出生前診断ではなく、羊水検査や絨毛検査による染色体分析を受ける必要があるでしょう。

現在の技術では、流産の可能性がなく、すべての染色体の疾患がわかる検査はまだありません。流産の可能性と、調べることができる染色体の疾患の割合、そして費用など、ご自身やご夫婦が何を優先するのかによって、選択肢は変わってくるでしょう。

忘れてはならないのは、染色体異常は生まれつきの疾患の1／4（25％）に過ぎません。確定的検査を受けても、そのほか3／4（75％）の疾患は分かりません。生まれてこないとわからない疾患のほうが多いのです。今の時点で、この1／4（25％）の染色体の疾患について、どのくらいの割合の疾患をどの程度確実に知っておきたいかによって（例えば、新型出生前診断では羊水検査でわかる60％程度の染色体異常について陰性であれば99％以上否定できます）、検査の選び方が変わってくるでしょう。

†検査の選び方フローチャート

出生前診断を希望する場合の検査の選び方について、フローチャートを示します。侵襲的な確定的検査を最初から希望する場合には、妊娠週数別に絨毛検査と羊水検査から選択します。侵襲的な検査による流産リスクを回避するために、非侵襲的な非確定的な検査を希望する場合、母体血清マーカー検査や妊娠初期コンバインド検査、新型出生前診断から選択することになりますが、検査の対象となる染色体異常は絨毛検査や羊水検査に比べる

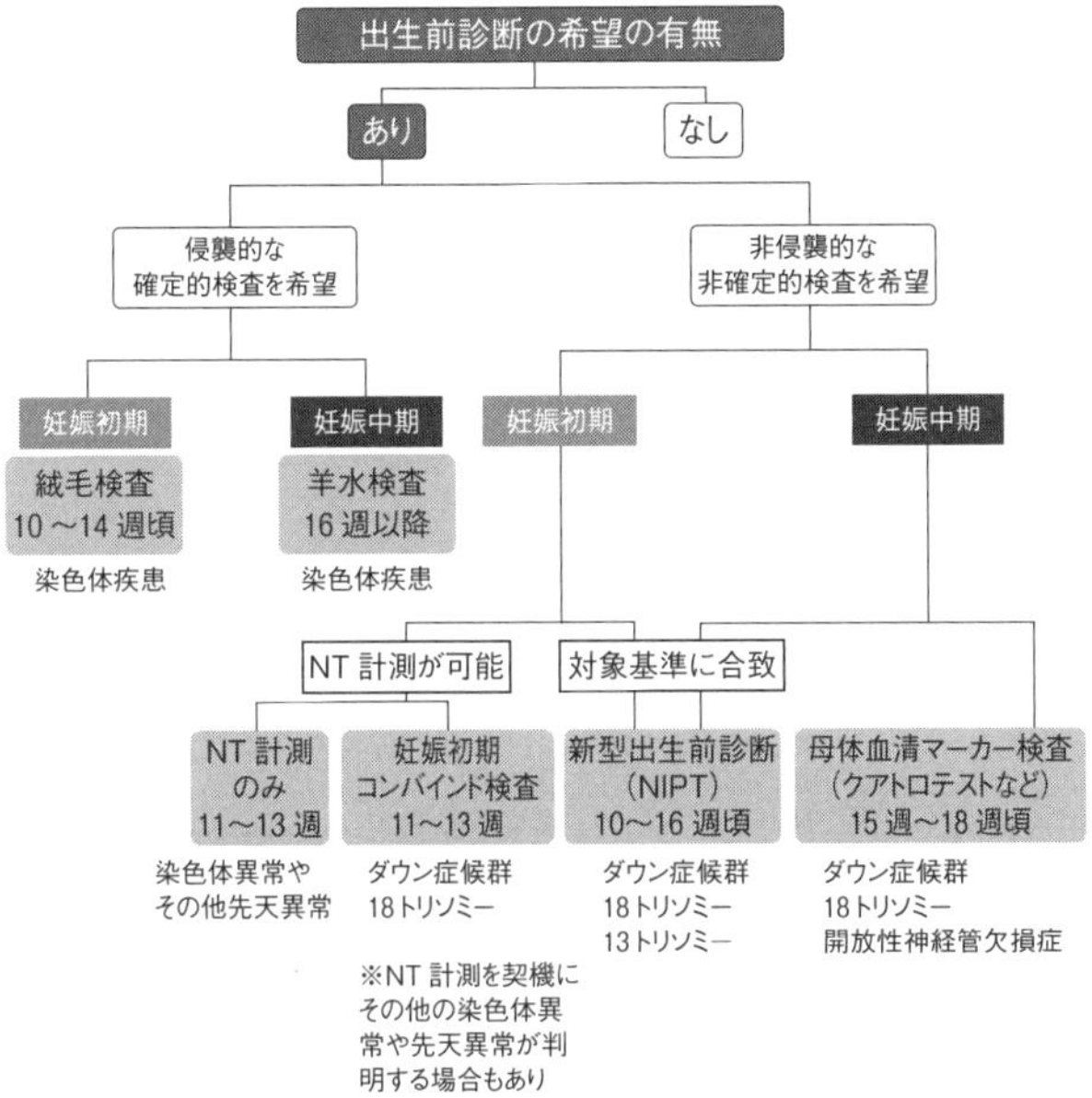

図37　検査の選び方フローチャート

と限定されます。

新型出生前診断を検討する場合には、ご自身が対象基準に合致するかどうかを確認しましょう。母体血清マーカー検査や妊娠初期コンバインド検査は、妊婦さんの年齢にかかわらず、すべての方が受けることのできる検査です。

ただ、妊娠初期コンバインド検査は、まだ日本で実施している施設は多くありません。そのため、妊娠15週以降に行うクアトロテストなどの母体血清マーカー検査が現実的です。もしくは、有資格者によるNT測定も選択肢となりますが、日本での有資格者は100名程度ですので正確なNT測定が可能な施設は決して多くはありませんし、欧米諸国ではNT測定のみでのスクリーニング検査は精度面から推奨されていません。

なお、繰り返しになりますが、非侵襲的な非確定的検査を受けた後には、必ず侵襲的な確定的検査である絨毛検査や羊水検査を受けるかどうかを決めることになるのを、忘れないでください(妊娠初期コンバインド検査については、確定的検査を受ける前に新型出生前診断を受けることも選択肢となります。新型出生前診断は採血でできるため流産のリスクがないという利点がありますが、対象はダウン症候群、18トリソミー、13トリソミーのみですので、確定的検査よりも対象となる染色体異常は限定されます)。

4 意思決定を助ける遺伝カウンセリング

†遺伝カウンセリングとは何か

「遺伝カウンセリング」という言葉を耳にしたことがある方は、あまり多くはないと思います。最近では、新型出生前診断の登場とともに、遺伝カウンセリングの重要性を取り上げる新聞やテレビも増えましたが、遺伝カウンセリングは、それ以前から出生前診断をはじめとした遺伝医療の現場で行われてきました。

遺伝カウンセリングは、大きく分けると、情報提供と心理的・社会的支援の二つの役割を持っています。

遺伝や遺伝子についての問題や不安をかかえている方に、正確な医学的情報をわかりやすく伝えます。また、生涯変化せず、ご家族にも影響を与える可能性のある遺伝情報をどのように受け入れたらよいのかについての、心理的・社会的支援を行います。

私たちが物事を選択する過程を考えてみると、正しい情報を知ることが最初のステップです。例えば、パソコンを購入するにも、どこの会社のどの製品が良いのかを知るために、性能や価格などの情報収集をするでしょう。

つまり、遺伝カウンセリングでは、専門性の高い遺伝医学的な情報を整理して、わかりやすく偏りなく伝えることが不可欠です。それによって、誤解や情報不足による不安を解消する可能性が生まれます。逆に、正しい情報を知ることで不安になる方もいるかもしれませんが、正しい情報を充分に理解できて初めて、正しく悩み自分に合った納得いく選択ができるようになるでしょう。

患者さんや妊婦さんが、正しい情報をもとに自律的な選択ができるよう、心理面においても社会的側面においてもバックアップすることが、遺伝カウンセリングの特徴です。

†遺伝カウンセリングの実際

出生前診断の検査前の遺伝カウンセリングでは、検査の選択肢（対象疾患や限界、結果によって直面する問題点など）を整理して説明して、妊婦さんやご夫婦が自身の価値観に沿って、検査を選択する過程をサポートします。

選択肢は、妊婦さんの年齢や妊娠週数、家族歴などから医学的に判断、整理してわかりやすく説明し、妊婦さんやご夫婦の自由意思で検査を選択してもらいます。この過程では、知りたいことをすべて理解しながら、考えや気持ちを話して自身の価値観を振り返ってもらうことで、抱えていた不安や疑問、自身が大切にしている思いなどに気づくことがあります。遺伝カウンセリングでは、そうした気づきを促しながら、妊婦さんやご夫婦が気持ちを整理して自律的に決断をする過程を援助します。

出生前診断は、すべての人が当事者になり得ます。すべての女性は妊婦さんになる可能性がありますし、男性でも配偶者が妊婦さんになる可能性があります。また、自分自身でなくても家族や友人で妊婦さんになる方もいるでしょう。

しかし私たちは、何ごとも自分の問題になってから初めて考えることが多いものです。出生前診断は、妊婦健診などとは違い、必ず受けなければいけない検査ではありません。ただ、受けるにせよ受けないにせよ、選択をするためにはこれらの検査がどういうものかを、事前に知っておく必要があるでしょう。

本書ではここまで、皆さん一人ひとりが自分らしい選択とは何かを考え、納得のいく選択ができるように、出生前診断の情報を提供することに努めてきました。しかし、一人ひとりに個性があるように、興味関心や理解度には個人差があるものです。また、本を介するだけでは、検査を選択する意思決定の過程をサポートすることはできませんので、妊婦さん一人ひとりに対して個別に行える遺伝カウンセリングをお受けになることをお勧めします。

出生前診断の選択肢が増加する中で、妊婦さんの選択の多様性を尊重するためにも、遺伝カウンセリングに求められる役割は大きいのではないかと思っています。実際に出生前診断を受けるかどうかを考えるようになると、いくつもの選択が必要になります。①まず検査を受けるか、②検査を受ける場合にはどの検査にするか、③非確定的検査を受けた場合には結果によって確定的検査などの追加検査を希望するか、そして④確定的検査の結果として胎児の染色体異常が判明した場合の対応、などです。

遺伝カウンセリングではご夫婦との対話を通じて、それぞれの状況に対処して意思決定を支援することを目標としています。最後に、遺伝カウンセリングを担う専門職について説明します。専門職としては、認定遺伝カウンセラー（非医師）と臨床遺伝専門医（医師）がいます。

認定遺伝カウンセラーは、遺伝医学に関する情報を提供し、心理面で支援しながら、患者さんの意思決定や選択のサポートをする役割を担います。認定遺伝カウンセラーは、日本人類遺伝学会と日本遺伝カウンセリング学会が認定している資格で、２００３年に養成が始まりました。専門のコースは全国11カ所の大学院に設けられていて、修士課程を修了した後に受検資格が与えられ、２０１４年12月現在で１６１人です。詳しくは、認定遺伝カウンセラー制度委員会のホームページ（http://plaza.umin.ac.jp/~GC/）をご覧ください。

第5章

特別な目的のための検査

出生前診断の分類として、第2章では非侵襲的かつ非確定的検査（母体血清マーカー検査・超音波検査・妊娠初期コンバインド検査・新型出生前診断）を、第3章では侵襲的かつ確定的検査（絨毛検査・羊水検査）について説明してきました。

いずれの検査も、主として胎児が染色体異常であるかどうかを知ることが目的でした。実際にはこれらの検査以外にも、出生前診断として行われている特別な目的の検査があります。高頻度の染色体異常を早く調べる「間期《かんき》核《かく》FISH《フィッシュ》検査」、染色体異常を詳しく調べる「マイクロアレイ」、開放性神経管欠損症の可能性を知る「羊水AFP検査」です。これらは、胎児や妊婦さんの状況に応じて、絨毛検査や羊水検査に追加して行われる検査です。

1　高頻度の染色体異常を早く調べる――間期核FISH検査

†染色体異常の約80%を検出できる

第3章で紹介した「診断」を目的とした侵襲的な確定的検査である「染色体分析」は、結果が出るまでに2〜3週間程度の時間を要します。検査を受けた妊婦さんにとって、検査結果を待つ2〜3週間は不安が募る長い日々でしょう。

とくに、超音波検査やその他の非確定的検査（新型出生前診断や妊娠初期コンバインド検査、母体血清マーカー検査）の結果から胎児が染色体異常である可能性を指摘されている妊婦さんには、できるだけ早く結果を報告したいものです。

確定診断となる染色体分析を実施する場合にのみ追加できる検査に、頻度の高い染色体異常を早く調べる「間期核FISH法」があります。検査の所要時間は24時間程度で、検査会社に検査を依頼した場合は5日間程度で結果が返ってきます。検査結果は確定ではありませんが、対象となる染色体の数の変化（数的異常）については検査結果の正診率は高いものです。また、確定診断である染色体分析の結果を予測することができる検査です。

対象となる染色体は、13番、18番、21番、XおよびY染色体で、胎児にこれら五つの染色体の数的異常があるかどうかを調べます。出生前診断で見つかる染色体異常の約65〜70%を、これらの染色体の数的異常（例：ダウン症候群や18トリソミー、13トリソミーなど）が占めています。また、35歳以上の高齢妊娠の場合には染色体不分離が生じる可能性が増加しますので、出生前診断で見つかる染色体異常の約80%を、この検査で検出できると言われています。

つまり間期核FISH法は、染色体分析の結果報告に先立って、染色体分析を受けた妊婦さんに予備的な情報を迅速に提供できるスクリーニング検査です。ただし、超音波検査で胎児の形態異常が認められている場合には、診断検査として行われる場合があります。

間期核FISH検査は、染色体分析とは検査の方法が異なります。染色体分析では、胎児の細胞を培養して増やしてから、染色体の形態的特徴が識別できる時期の細胞を選んで分析をします。一方、間期核FISH検査では細胞を培養しませんし、「間期核」と呼ばれる染色体の形態的特徴が識別できない時期の細胞を検査に利用します。

ですから、染色体の実際の形を見ながら分析をするわけではありません。胎児の細胞に13番、18番、21番、XおよびY染色体の特定の場所に結合して蛍光発色する試薬を加えて、光っているシグナルを数えます。

染色体が2本ある場合は2個、1本ある場合は1個、3本の場合は3個のシグナルが光ります。そして、異常シグナル数の細胞および正常シグナル数の細胞の割合にしたがって、結果を判定します。このように間期核FISH検査は、染色体の実際の形態的特徴を目にしながら分析しないため、偽陽性や偽陰性となることが稀ですが0・1％未満あります。ですから、確定診断には染色体分析の結果を待つ必要があります。

†間期核ＦＩＳＨ検査で調べられる染色体異常は限られる

間期核ＦＩＳＨ検査では、調べられる染色体異常は限られていて、出生前診断で認められる染色体異常の約30〜35％は検出できません。構造異常やモザイク、13番、18番、21番、ＸおよびＹ染色体以外の数的異常は、検査の対象外です。

また、検査結果を判定できないために妊婦さんに結果を報告できない場合があります。例えば、間期核ＦＩＳＨ検査では細胞を培養しないので、検査には多くの細胞が必要になります。そのため、採取された羊水や絨毛の量や、羊水や絨毛に含まれる胎児の細胞が不足している場合には結果を判定できません。妊婦さんの血液が混入している場合で胎児が女児の場合も、妊婦さんの細胞と胎児の細胞の区別ができないために結果を判定できません。

結果は異常シグナル数の細胞の割合、および正常シグナル数の細胞の割合が、判定基準を満たす場合にのみ報告します。判定基準外の場合には、モザイク（正常細胞と異常細胞が混在）の可能性がありますので染色体分析の結果まで待つ必要があります。

間期核ＦＩＳＨ検査は、染色体分析と比べると、検査対象となる染色体異常の種類や検査の正確性などの点で劣ります。したがって、最終的な結果は染色体分析の結果を待たなければなりません。しかし、染色体分析の結果を待つまでの間に可能な範囲内で情報を知りたいという妊婦さんには、良い検査だと言えます。

間期核ＦＩＳＨ検査を希望する場合は、染色体分析を目的とした絨毛穿刺や羊水穿刺を行う前に、医師に相談してみましょう。

2　染色体異常を詳しく調べる――マイクロアレイ

†コンピューターによる解析

マイクロアレイは、第3章で紹介した「染色体分析」よりも、さらに詳細に染色体を調べることができる検査技術です。マイクロアレイでは、染色体分析と同じように絨毛穿刺や羊水穿刺で採取した胎児の細胞を利用しますが、検査方法が違います。

第1章で説明したように、染色体にはヒトの設計図にあたる遺伝情報、DNAが含まれています。マイクロアレイはコンピューターで染色体を解析することで、顕微鏡下で観察して調べる染色体分析では見つけることができないような、染色体の微細な過不足、DNA量の過不足を検出できます。

染色体を本棚にある百科事典にたとえると、染色体分析では百科事典の数や、それぞれの百科事典の数や形が正しいかどうかを調べます。ダウン症候群では21巻が3冊となり、5番染色体の一部が欠失している場合には2冊ある5巻のうち一方が小さくなっている状態です。しかし、さらに細かい染色体の過不足を見るためには、本棚から1冊ずつ百科事典を取り出し、それぞれのページが過不足なく存在しているかを調べるように検査しなければなりません。これができる検査が、マイクロアレイです。

ただしマイクロアレイでは、百科事典のページがそれぞれ順序正しく並んでいるかどうか、つまり染色体に過不足のない構造異常については、調べることができません。また各ページの細かい誤字・脱字があるかどうか、すなわち染色体の微細な異常についても調べることはできません。

†マイクロアレイの利点と限界

マイクロアレイは、2000年代後半に入ってから欧米諸国の出生前診断の診療の中で利用されるようになりましたが、すべての妊婦さんが対象となる検査ではありませんでした。米国産科婦人科学会は2009年の声明で、「従来の染色体分析が依然として主たる出生前診断の手法であり、マイクロアレイは適切な遺伝カウンセリングを行った上での補助的診断法である」としています。

その理由の一つは、染色体全体として過不足が生じていない均衡型の構造異常が検出できないことです。先の例で言うと、百科事典のページの過不足は検出できても、ページが順序正しく存在しているかまではわからないことです。また、病的意義が不明な結果が報告される可能性があることや、染色体分析よりも高額であることも、理由として挙げています。

そのため、胎児の染色体分析や超音波検査の結果などから、医師の判断のもとでマイクロアレイの必要性が考慮されてきました。例えば、染色体分析では検出できない微細な染色体異常の家族歴がある場合です。次に、羊水検査や絨毛検査による染色体分析で検出された染色体異常が胎児の健康に影響をもたらすかどうかが不明な場合です。さらに多くの情報を得るための手段として、マイクロアレイが利用されてきたわけです。

そして、超音波検査で胎児異常が認められたものの、染色体分析では正常結果であった場合です。胎児の状態を詳しく知るために次にできる検査が、マイクロアレイでした（ただし超音波検査である特定の胎児の疾患が疑われる場合には、マイクロアレイではなく、その疾患の遺伝子検査が検討されるかもしれません）。

ここまでは、２０１３年12月の米国産科婦人科学会ならびに米国母体胎児学会による「出生前診断としてのマイクロアレイの利用」に関する新しい共同声明が出る前のお話です。

新しい声明では、検査の対象者について①胎児超音波検査にて一つ以上の異常がある場合は染色体分析よりもマイクロアレイを勧める、②超音波検査で異常を認めず侵襲的な確定的検査を受ける場合は、染色体分析とマイクロアレイのいずれでもよい、③マイクロアレイで検出できるような微細な染色体異常の発症頻度と妊婦さんの年齢との関連はないため、マイクロアレイは高齢の妊婦さんに限定されるべきではない、としています。

したがって、マイクロアレイは胎児超音波異常を認める場合の第一選択肢であり、侵襲的な確定的検査の受検者は年齢にかかわらずマイクロアレイの受検を考慮して良いとしたのです。

　このようなマイクロアレイの新しい利用が提唱された背景には、出生前診断におけるマイクロアレイと染色体分析の有用性を比較検討した米国の大規模な研究の結果があります。染色体分析では正常結果であった高齢の妊婦さんの1・7%に、胎児超音波異常を認めた妊婦さんの6・0%に、マイクロアレイで異常結果が確認されました。

　超音波検査で胎児の染色体異常が疑われる場合には、侵襲的な確定的検査である羊水穿刺や絨毛穿刺による染色体分析を受けることを選ぶ妊婦さんもいるでしょう。しかし、染色体分析で正常結果となっても不安が残る妊婦さんも少なくないと思います。マイクロアレイは、胎児の疾患のすべてを発見できる完璧な検査ではありませんが、微細な染色体の過不足を網羅的に調べることができます。ですから胎児の状態について少しでも多くの情報を得たいという妊婦さんの中には、選ぶ人がいるでしょう。

　ただし、マイクロアレイで染色体分析では見つからなかった異常が見つかる可能性は、胎児超音波異常の種類によって異なることが報告されています。したがって、マイクロアレイの実施を検討する上では超音波検査による胎児の評価が不可欠と言えるでしょう。

　マイクロアレイの最大の利点は、染色体分析では見つけることができないような染色体の微細な過不足、ＤＮＡ量の過不足を検出できることですが、反面、見つかったＤＮＡの変化の解釈が難しい場合もあります。つまり、現在の医学では健康への影響（病的意義）が明らかになっていないＤＮＡの変化が、マイクロアレイで見つかる可能性があるのです。

そうした場合は、胎児に見つかったＤＮＡの変化の意味を明らかにするために、胎児の両親の検査を行うのが一般的です。もし胎児に認められたＤＮＡの変化が遺伝によるものであることがわかれば、胎児の健康には影響がない、すなわち病的意義はない変化であると解釈できます。他方、胎児に初めて起こった変化である場合には、病的意義を判断することができません。

このように、病的意義を判断できない、つまり解釈が難しい結果を得る頻度は、マイクロアレイを行う検査会社によって異なりますが、前述の大規模な研究では２００９年時点では２・５％でした。ただ、医学は日々確実に進歩していて、２０１２年に再び結果を分類したところ１・５％に減少していました。これは、数年前には病的意義が不明であったＤＮＡの変化の一部については、その後のデータの蓄積によってその病的意義の有無が判明したためです。このように、データは日々蓄積、更新されていきますので、解釈が難しい結果を得る頻度は減少していく傾向にあると言われています。

ただし、病的意義が明らかになっていない結果を得た妊婦さんの精神的苦痛は言うまでもありません。マイクロアレイを行う前には、遺伝カウンセリングの中でこうした可能性があることを充分に説明して同意を得ることが不可欠です。

前述の大規模な研究では、そうした同意を得た上で行われましたが、こうした結果を得た妊婦さんに対して行われたインタビュー調査では「侵襲的な確定的検査を受けることは決めていたので、染色体分析よりも得られる情報量が多いマイクロアレイを受けることを安易に決めてしまった」「染色体分析ではわからない異常を知ることができると思って受けたけれど、病的意義が不明な結果は知らない方がよかった」という回答がありました。また、検査前の遺伝カウンセリングで病的意義が不明な結果が報告される可能性について説明を受けたことを記憶していたのは1人だけであったそうです。

†マイクロアレイが秘める可能性

どんなに新しい検査であっても、技術には限界があります。マイクロアレイという新しい技術が誕生したことで、これまでの羊水検査や絨毛検査では限界だった、微細な染色体の過不足を網羅的に調べることができるようになりました。他方で、こうした病的意義が不明なDNAの変化が見つかる可能性が生まれました。

そのため、マイクロアレイを出生前診断の診療の中で利用することについて日本産科婦人科学会は、結果が示す情報が多種多様であること、その意義づけや解釈が難しいことも多く含まれることから、検査前後の遺伝カウンセリングで適切な情報提供と説明が行われる必要がある、としています。

米国産科婦人科学会ならびに米国母体胎児学会による新しい声明でも、検査施行にあたっては臨床遺伝専門医や認定遺伝カウンセラーなどの専門家による遺伝カウンセリングが必須であるとしています。その上で声明の中で、検査前の遺伝カウンセリングで提供すべき情報は、①すべての遺伝病を検出できるわけではない、②症状に差異がある疾患が検出されたときにその程度は予測不可能である、③両親の血縁関係に関する情報が提供される場合がある（例えば近親婚や父子関係の証拠）、④病的意義が不明な結果が報告される可能性がある、⑤胎児が成人発症の遺伝病である結果が報告され、それによって検査受検時には無症状である胎児の両親が成人発症の遺伝病である可能性が示唆される場合がある、と具体的に記しています。

マイクロアレイ技術の進歩により、世界的には出生前診断としてのマイクロアレイの位置づけの転換期を迎えました。そうした中での世界共通の認識は、ご夫婦がマイクロアレイを選択するかどうかの意思決定には専門家による遺伝カウンセリングが不可欠で、そうした体制のある施設で検査が行われるべきであることです。

二種類のマイクロアレイ

最後に、現在利用されている主なマイクロアレイとして、二種類を紹介します。「CGH（比較ゲノムハイブリダイゼーション）：Array Comparative Genomic Hybridization」アレイと「SNP（一塩基多型）：Single Nucleotide Polymorphism」マイクロアレイです。

CGHアレイでは、染色体異常のない人の染色体・DNA量と胎児の染色体・DNA量を比較して、胎児の染色体・DNA量に過不足がないかどうかを調べます。SNPマイクロアレイはCGHアレイよりも新しいマイクロアレイ技術です。染色体・DNA量の過不足を調べる技術に加え、胎児のある染色体対が両親に由来するかどうかや、両親の血縁関係の程度を知る技術も持ち合わせています。

第1章で述べましたように、DNAにはATGCで表される塩基が並んでいて、一つの塩基の並び方の違いが個人差、つまり個性を生んでいます。SNPとは、30億個ある塩基対のうち、300対に1個の割合で個人によって異なる配列部分です。SNPマイクロアレイではSNPを利用することで、CGHアレイでは検出できないDNAのわずかな過不足や、胎児のある染色体対が両親からでなく片方の親のみに由来するものかどうかを示したり、遺伝子が血縁関係のある両親に由来するものかどうかを示したりします。

3　開放性神経管欠損症の可能性を知る――羊水AFP検査

†スクリーニング検査としての羊水AFP検査

第3章で紹介したように、羊水穿刺の利点の一つとして、採取した羊水のα－フェトプロテイン（AFP）の値を調べる「羊水AFP検査」を行えることがあげられます。

羊水AFP検査では、胎児が無脳症や二分脊椎などの開放性神経管欠損症である可能性を知ることができますが、確定診断には詳細な超音波検査を行うことが必要です。ただし、超音波検査の専門医制度（超音波専門医）が存在するほど、産科医が超音波で胎児の異常を調べる技術には個人差があります。

そこで、羊水AFP検査は詳細な超音波検査が必要かどうかを判断する検査として位置づけられているのです。また、開放性神経管欠損症のスクリーニング検査として羊水AFP検査を行っている病院もあります。

羊水AFP検査を希望する場合には、染色体分析を目的とした羊水穿刺を行う前に、医師に相談してみましょう。

†開放性神経管欠損症の胎児の多くの染色体は正常

開放性神経管欠損症は、第2章で紹介した母体血清マーカー検査の対象となる疾患の一つでもあります。開放性神経管欠損症である胎児の多くの染色体は正常ですので、染色体分析では、開放性神経管欠損症を診断できない場合があります。

つまり、母体血清マーカー検査の結果、胎児が開放性神経管欠損症である可能性が高いと判定され、羊水穿刺による染色体分析を行っても、必ずしも開放性神経管欠損症を診断できるわけではありません。そのため、羊水検査による染色体分析に追加して、羊水AFP検査が行われることがあるのです。

おわりに

２０１２年夏の新型出生前診断に関する報道以来、出生前診断がマスコミで取り上げられることが多くなりました。その影響か、出生前診断について知りたいと思う妊婦さん、ご家族が増え、今まで社会で語られることが少なかった出生前診断に対する社会の関心が高まってきたようにも思います。そのため、インターネットや雑誌、新聞などの媒体には出生前診断に関するさまざまな情報が氾濫するようになり、中には残念ながら誤った情報も含まれていることも事実です。筆者が勤務する病院の遺伝カウンセリングでお会いする妊婦さんの中には、そうした溢れる情報に翻弄されている方も少なくありません。

生まれてくる子どもが健康であってほしいというのは、すべての妊婦さん、ご家族の願いです。しかし、疾患を持って生まれてくる子どもがいることは事実です。疾患の種類はさまざまですが、その一部については生まれる前に「出生前診断」をすることができます。

本書で紹介しましたように、技術の発展とともに出生前診断には新しい検査方法が生まれ多くの選択ができるようになりました。その反面、大変複雑化して適切な選択をすることが難しくなってきています。出生前診断は必ず受けなければならない検査ではありません。だからこそ、出生前診断それぞれの検査の正しい特性を知っていただいた上で、ご自身達にとって検査が必要であるかをお考えいただきたい、という想いを私自身が抱いてきた中で本書を執筆する機会をいただきました。

出生前診断の遺伝カウンセリングでは「染色体について初めて知ることができました」「年齢と染色体の病気の関連を知っていたら、もっと早く妊娠しようと思ったかもしれません」という話を伺うことも少なくありません。出生前診断のように、自分たちが当事者になったときに初めて染色体や遺伝について考える人が多いのでしょう。その最大の理由は、今の日本の学校教育の中では人間の染色体や遺伝子の病気について知る機会が少なく、知りたいと思っても正確でわかりやすい情報を入手することが難しいのではないかと痛感しています。私は幸いにも高校の生物学の先生が、授業の中で人間の遺伝についても学ぶ機会を提供して下さり、それがきっかけとなってこの職業を選ぶことができました。私は、日本社会での遺伝リテラシーの向上に努めることも遺伝カウンセラーの仕事の一つであると思っています。

本書は、私の人生の中でのさまざまな出会いによって生まれました。遺伝カウンセラーという私の仕事や出生前診断について語り合ってくれた、大学時代の親友の島田あさのさん・直樹さんご夫妻と、お二人のご友人である編集者、筑摩書房の松田健さん。この人と人とのつながりを感じるご縁によって本書が企画されました。

執筆にあたっては、私を出生前診断の世界に導いてくださった、大学院時代の恩師で臨床遺伝専門医である兵庫医科大学産科婦人科学教授の澤井英明氏にご指導・ご監修をお願いしました。澤井氏は、複雑で難しいことをいつもわかりやすく簡潔に（ときどき面白く）教えてくださる先生です。本書の「はじめに」は、そんな澤井氏が作成されているwww.出生前診断.com を参考にしました。さらに、国立成育医療研究センター周産期・母性診療センター長の左《さ》合《ごう》治彦先生には、2013年8月から遺伝カウンセリングを通じて検査会社で学び得た出生前診断の知識を妊婦さんやご家族に還元する機会を与えていただき、私自身も多くの学びを得る中で執筆することができました。日本の出生前診断を支えリードするお二人の先生方に、ご指導ご支援をいただけたこと心より感謝しております。

また、大学院・検査会社時代における日本全国の先生方や米国の遺伝カウンセラー・細胞遺伝学者との出逢い、現在の職場の先生方、そして遺伝カウンセリングで出会った妊婦さんやご家族によって、出生前診断に携わる遺伝カウンセラーである今の私が存在することを、執筆する中で幾度も実感しました。

最後に、夫である埼玉医科大学産婦人科教授（前・東京大学医学部女性診療科・産科講師）の亀井良政には、超音波専門医かつ臨床遺伝専門医である立場から数多くのアイディアや助言をもらい、公私にわたり私を支えてくれました。本書は、そんな全ての皆様のお力添えがなければ完成しなかったと思います。

本書が、出生前診断に関する意思決定の最初のステップとなる情報収集の一助となれば幸いです。ただし、医療技術、なかでも遺伝学的検査の技術の進歩はすさまじく、出生前診断に関する情報は日々更新されていることをお伝えしておきます。そして何よりも、出生前診断のみならず、物事に対する考え方や理解は人それぞれです。ぜひ、遺伝カウンセリングのドアを叩いてみてください。

参考文献

第１章　出生前診断を理解するための遺伝学入門

鎌谷直之『遺伝統計学入門』岩波書店、２００７年

「遺伝学用語改訂のお知らせ」日本人類遺伝学会、２００９年：http://jshg.jp/news/data/yougokaitei.doc

安藤寿康『遺伝子の不都合な真実──すべての能力は遺伝である』ちくま新書、２０１２年

福嶋義光監訳『トンプソン&トンプソン遺伝医学』メディカル・サイエンス・インターナショナル、２００９年

GeneReviews Hutchinson-Gilford Progeria Syndrome: http://www.ncbi.nlm.nih.gov/books/NBK1121/

Yamashita A, Morioka M, Kishi H, Kimura T, Yahara Y, Okada M, Fujita K, Sawai H, Ikegawa S, Tsumaki N. Statin treatment rescues FGFR3 skeletal dysplasia phenotypes. *Nature*. 2014; 513: 507–511.

Genetics Home Reference: http://ghr.nlm.nih.gov/chromosomes

Tokyo Medical University Department of Pediatrics Genetics Study Group Hironao NUMABE, M.D. http://www.tokyo-med.ac.jp/genet/index-j.htm

Wellesley D, Dolk H, Boyd PA, Greenlees R, Haeusler M, Nelen V, Garne E, Khoshnood B, Doray B, Rissmann A, Mullaney C, Calzolari E, Bakker M, Salvador J, Addor MC, Draper E, Rankin J, Tucker D. Rare chromosome abnormalities, prevalence and prenatal diagnosis rates from population-based congenital anomaly registers in Europe. *Eur J Hum Genet*. 2012; 20: 521–526.

ＮＩＰＴコンソーシアム：http://www.nipt.jp/

厚生労働省「平成24年（２０１２）人口動態統計の年間推計」：http://www.mhlw.go.jp/toukei/saikin/hw/jinkou/suikei12/
Cuckle HS, Wald NJ, Thompson SG. Estimating a woman's risk of having a pregnancy associated with Down's syndrome using her age and serum alphafetoprotein level. *Br. J. Obstet. Gynæcol.* 1987; 94: 387–402.
Cuckle HS, Wald NJ. Screening for Down's syndrome. In: Lilford RJ, ed. *Prenatal diagnosis and prognosis.* London: Butterworth, 1990.
Hook EB, Cross PK, Schreinemachers DM. Chromosome abnormality rates at amniocentesis and in live-born infants. *JAMA,* 1983; 249: 2034–2038.
Palomaki GE, Haddow JE, Knight GJ, Wald NJ, Kennard A, Canick JA, Saller DN Jr, Blitzer MG, Dickerman LH, Fisher R. Risk-based prenatal screening for trisomy 18 using alpha-fetoprotein, unconjugated oestriol and human chorionic gonadotropin. *Prenat. Diagn.* 1995; 15: 713–723.
梶井正「わが国の高齢出産とDown症候群増加傾向の分析」『日本小児科学会雑誌』111：1426–1428、２００７年
澤井英明「高齢妊娠の遺伝カウンセリング」『遺伝カウンセリングハンドブック』メディカルドゥ、２０１１年
American College of Obstetricians and Gynecologists. ACOG Practice Bulletin No. 88, December 2007. Invasive prenatal testing for aneuploidy. *Obstet Gynecol.* 2007; 110: 1459–1467.
日本産科婦人科学会「出生前に行われる検査および診断に関する見解」（２０１１年６月25日）：http://www.jsog.or.jp/ethic/H23_6_shusseimae.html
日本医学会「医療における遺伝学的検査・診断に関するガイドライン」（２０１１年２月）：http://jams.med.or.jp/guideline/genetics-diagnosis.pdf
日本産科婦人科学会／日本産婦人科医会『産婦人科診療ガイドライン産科編２０１４』２０１４年
Sasaki A, Sawai H, Masuzaki H, Hirahara F, Sago H. Low prevalence of genetic prenatal diagnosis in Japan. Prenat

Diagn 2011; 31: 1007–1009.

Genetics Education in Medicine Consortium. Genetics in Family Medicine: *The Australian Handbook for General Practitioners*. 2007.

Ekelund CK, Jørgensen FS, Petersen OB, Sundberg K, Tabor A; Danish Fetal Medicine Research Group. Impact of a new national screening policy for Down's syndrome in Denmark: population based cohort study. *BMJ* 2008. 337: a2547.

National Down Syndrome Cytogenetic Register. 2009. The National Down Syndrome Cytogenetic Register for England and Wales: 2009 Annual Report.

Morris JK, Waters JJ, de Souza E. The population impact of screening for Down syndrome: audit of 19 326 invasive diagnostic tests in England and Wales in 2008. *Prenat Diagn*. 2012; 326: 596–601.

Lichtenbelt KD, Alizadeh BZ, Scheffer PG, Stoutenbeek P, Schielen PC, Page-Christiaens LC, Schuring-Blom GH. Trends in the utilization of invasive prenatal diagnosis in The Netherlands during 2000–2009. Prenat Diagn. 2011; 31: 765–772.

Jou HJ, Kuo YS, Hsu JJ, Shyu MK, Hsieh TT, Hsieh FJ. The evolving national birth prevalence of Down syndrome in Taiwan. A study on the impact of second-trimester maternal serum screening. *Prenat Diagn*. 2005; 25: 665–670.

Palomaki GE, Deciu C, Kloza EM, Lambert-Messerlian GM, Haddow JE, Neveux LM, Ehrich M, van den Boom D, Bombard AT, Grody WW, Nelson SF, Canick JA. DNA sequencing of maternal plasma reliably identifies trisomy 18 and trisomy 13 as well as Down syndrome: an international collaborative study. *Genet Med*. 2012; 14: 296–305.

Frost and Sullivan, Strategic Analysis of the U.S. Prenatal Testing Market, N940–55, 2011.

Benn P, Borell A, Chiu R, Cuckle H, Dugoff L, Faas B, Gross S, Johnson J, Maymon R, Norton M, Odibo A, Schielen

P, Spencer K, Huang T, Wright D, Yaron Y. Position statement from the Aneuploidy Screening Committee on behalf of the Board of the International Society for Prenatal Diagnosis. *Prenat Diagn.* 2013; 33: 622–629.

第2章　スクリーニング検査——非確定的な検査

ラボコープ・ジャパン合同会社　クアトロテスト資料

日本産科婦人科学会「出生前に行われる検査および診断に関する見解」（２０１１年６月25日）：http://www.jsog.or.jp/ethic/H23_6_shusseimae.html

Sasaki A, Sawai H, Masuzaki H, Hirahara F, Sago H. Low prevalence of genetic prenatal diagnosis in Japan. *Prenat Diagn* 2011; 31: 1007–1009.

Nicolaides KH. The 11-13 +6 weeks scan, Fetal Medicine Foundation, London, 2004: http://www.fetalmedicine.com/fmf/FMF-English.pdf

日本産科婦人科学会／日本産婦人科医会「ＮＴ（nuchal translucency）肥厚が認められた時の対応は？」『産婦人科診療ガイドライン産科編２０１４』２０１４年

ACOG Committee on Practice Bulletins. ACOG Practice Bulletin No. 77: screening for fetal chromosomal abnormalities. *Obstet Gynecol.* 2007; 109: 217–227.

Wald NJ, Rodeck C, Hackshaw AK, Walters J, Chitty L, Mackinson AM. First and second trimester antenatal screening for Down's syndrome: the results of the Serum, Urine and Ultrasound Screening Study（SURUSS）. *J Med Screen.* 2003; 10: 56–104.

日本産科婦人科学会「母体血を用いた新しい出生前遺伝学的検査に関する指針」（２０１３年３月９日）

日本医学会「母体血を用いた出生前遺伝学的検査」施設認定・登録部会「臨床研究施設一覧」http://jams.med.or.jp/rinshobukai_ghs/facilities.html

ＮＩＰＴコンソーシアム：http://www.nipt.jp/
Palomaki GE, Deciu C, Kloza EM, Lambert-Messerlian GM, Haddow JE, Neveux LM, Ehrich M, van den Boom D, Bombard AT, Grody WW, Nelson SF, Canick JA. DNA sequencing of maternal plasma reliably identifies trisomy 18 and trisomy 13 as well as Down syndrome: an international collaborative study. *Genet Med*. 2012; 14: 296–305.
Bianchi DW, Parker RL, Wentworth J, Madankumar R, Saffer C, Das AF, Craig JA, Chudova DI, Devers PL, Jones KW, Oliver K, Rava RP, Sehnert AJ; CARE Study Group. DNA sequencing versus standard prenatal aneuploidy screening. *N Engl J Med*. 2014; 370: 799–808.
Sago H, Sekizawa A, Japan NIPT consortium. Nationwide demonstration project of next-generation sequencing of cell-free DNA in maternal plasma in Japan: one-year experience. *Prenat Diagn*. 2014 Nov 19. doi: 10. 1002/pd. 4539. [Epub ahead of print]
Wilson KL, Czerwinski JL, Hoskovec JM, Noblin SJ, Sullivan CM, Harbison A, Campion MW, Devary K, Devers P, Singletary CN. NSGC practice guideline: prenatal screening and diagnostic testing options for chromosome aneuploidy. *J Genet Couns*. 2013; 22: 4–15.

第３章　診断――確定診断を目的とする検査

日本産科婦人科学会「出生前に行われる検査および診断に関する見解」（２０１１年６月25日）：http://www.jsog.or.jp/ethic/H23_6_shusseimae.html
Nishiyama M, Sawai H, Kosugi S. The current state of genetic counseling before and after amniocentesis for fetal karyotyping in Japan: a survey of obstetric hospital clients of a prenatal testing laboratory. *J Genet Couns*. 2013; 22: 795–804.
American College of Obstetricians and Gynecologists. ACOG Practice Bulletin No. 88, December 2007. Invasive pre-

natal testing for aneuploidy. *Obstet Gynecol.* 2007; 110: 1459–1467.

Tabor A, Alfirevic Z. Update on procedure-related risks for prenatal diagnosis techniques. *Fetal Diagn Ther.* 2010; 27: 1–7.

Ogilvie CM, Akolekar R. Procedure-related pregnancy loss following invasive prenatal sampling: time for a new approach to risk assessment and counseling. *Expert Rev Obstet Gynecol.* 2013; 8: 135–142.

Akolekar R, Beta J, Picciarelli G, Ogilvie C, D' Antonio F. Procedure-related risk of miscarriage following amniocentesis and chorionic villus sampling: a systematic review and meta-analysis. *Ultrasound Obstet Gynecol.* 2015; 45: 16-26.

Nishiyama M, Yan J, Yotsumoto J, Sawai H, Sekizawa A, Kamei Y, Sago H. Chromosome abnormalities diagnosed in utero: a Japanese study of 28 983 amniotic fluid specimens collected before 22 weeks gestations. *J Hum Genet.* 2015 Jan 8. doi: 10. 1038/jhg. 2014. 116. [Epub ahead of print]

第４章　どの出生前診断を受ければよいか――意思決定の手引き

ACOG Committee on Practice Bulletins. ACOG Practice Bulletin No. 77: screening for fetal chromosomal abnormalities. *Obstet Gynecol.* 2007; 109: 217–227.

Wilson KL, Czerwinski JL, Hoskovec JM, Noblin SJ, Sullivan CM, Harbison A, Campion MW, Devary K, Devers P, Singletary CN. NSGC practice guideline: prenatal screening and diagnostic testing options for chromosome aneuploidy. *J Genet Couns.* 2013; 22: 4–15.

ラボコープ・ジャパン合同会社　クアトロテスト資料

Benn P, Borell A, Chiu R, Cuckle H, Dugoff L, Faas B, Gross S, Johnson J, Maymon R, Norton M, Odibo A, Schielen P, Spencer K, Huang T, Wright D, Yaron Y. Position statement from the Aneuploidy Screening Committee on

behalf of the Board of the International Society for Prenatal Diagnosis. *Prenat Diagn.* 2013; 33: 622–629.
American College of Obstetricians and Gynecologists. ACOG Practice Bulletin No. 88, December 2007. Invasive prenatal testing for aneuploidy. *Obstet Gynecol.* 2007; 110: 1459–1467.
Tabor A, Alfirevic Z. Update on procedure-related risks for prenatal diagnosis techniques. *Fetal Diagn Ther.* 2010; 27: 1–7.
Ogilvie CM, Akolekar R. Procedure-related pregnancy loss following invasive prenatal sampling: time for a new approach to risk assessment and counseling. *Expert Rev Obstet Gynecol.* 2013; 8: 135–142.
Palomaki GE, Deciu C, Kloza EM, Lambert-Messerlian GM, Haddow JE, Neveux LM, Ehrich M, van den Boom D, Bombard AT, Grody WW, Nelson SF, Canick JA. DNA sequencing of maternal plasma reliably identifies trisomy 18 and trisomy 13 as well as Down syndrome: an international collaborative study. *Genet Med.* 2012; 14: 296–305.
Nishiyama M, Yan J, Yotsumoto J, Sawai H, Sekizawa A, Kamei Y, Sago H. Chromosome abnormalities diagnosed in utero: a Japanese study of 28 983 amniotic fluid specimens collected before 22 weeks gestations. *J Hum Genet.* 2015 Jan 8. doi: 10. 1038/jhg. 2014. 116. [Epub ahead of print]
福嶋義光監訳『トンプソン&トンプソン遺伝医学』メディカル・サイエンス・インターナショナル、２００９年
FMF Certificate of competence. Measurement of nuchal translucency. https://courses.fetalmedicine.com/lists?co

第５章　特別な目的のための検査

Test and Technology Transfer Committee, American College of Medical Genetics. Technical and clinical assessment of fluorescence in situ hybridization: an ACMG/ASHG position statement. I. Technical considerations. Test and Technology Transfer Committee. *Genet Med.* 2000; 2: 356–361.
Tepperberg J, Pettenati MJ, Rao PN, Lese CM, Rita D, Wyandt H, Gersen S, White B, Schoonmaker MM. Prenatal

diagnosis using interphase fluorescence in situ hybridization (FISH): 2-year multi-center retrospective study and review of the literature. *Prenat Diagn*. 2001; 21: 293–301.

Abbott Molecular Inc. AneuVysion Multicolor DNA Probe Kit, http://www.abbottmolecular.com/us/products/genetics/fish/prenatal-genetics-testing-aneuvysion.html

ACOG Committee Opinion No. 446: array comparative genomic hybridization in prenatal diagnosis. *Obstet Gynecol*. 2009; 114: 1161–1163.

American College of Obstetricians and Gynecologists. Committee Opinion No. 581: the use of chromosomal microarray analysis in prenatal diagnosis. *Obstet Gynecol*. 2013; 122: 1374 1377.

Wapner RJ, Martin CL, Levy B, Ballif BC, Eng CM, Zachary JM, Savage M, Platt LD, Saltzman D, Grobman WA, Klugman S, Scholl T, Simpson JL, McCall K, Aggarwal VS, Bunke B, Nahum O, Patel A, Lamb AN, Thom EA, Beaudet AL, Ledbetter DH, Shaffer LG, Jackson L. Chromosomal microarray versus karyotyping for prenatal diagnosis. *N Engl J Med*. 2012; 367: 2175–2184.

Donnelly JC, Platt LD, Rebarber A, Zachary J, Grobman WA, Wapner RJ. Association of copy number variants with specific ultrasonographically detected fetal anomalies. *Obstet Gynecol*. 2014; 124: 83–90.

Bernhardt BA, Soucier D, Hanson K, Savage MS, Jackson L, Wapner RJ. Women's experiences receiving abnormal prenatal chromosomal microarray testing results. *Genet Med*. 2013; 15: 139–145.

ちくま新書
1118

出生前診断《しゅっせいぜんしんだん》

二〇一五年三月一〇日 第一刷発行

著者 西山深雪（にしやま・みゆき）
発行者 熊沢敏之
発行所 株式会社 筑摩書房
東京都台東区蔵前二-五-三 郵便番号一一一-八七五五
振替〇〇一六〇-八-四一二三
装幀者 間村俊一
印刷・製本 三松堂印刷 株式会社

乱丁・落丁本の場合は、左記宛にご送付下さい。
送料小社負担でお取り替えいたします。
ご注文・お問い合わせも左記へお願いいたします。
〒三三一-八五〇七 さいたま市北区櫛引町二-六〇四
筑摩書房サービスセンター 電話〇四八-六五一-〇〇五三

ISBN978-4-480-06825-5 C0247

970
遺伝子の不都合な真実
――すべての能力は遺伝である
安藤寿康
勉強ができるのは生まれつきなのか？　IQ・人格・お金を稼ぐ力まで、「能力」の正体を徹底分析。行動遺伝学の最前線から、遺伝の隠された真実を明かす。

1025
医療大転換
――日本のプライマリ・ケア革命
葛西龍樹
無駄な投薬や検査、患者のたらい回しなどのシステム不全を解決する鍵はプライマリ・ケアにある。家庭医という「あなた専門の医者」が日本の医療に革命を起こす。

998
医療幻想
――「思い込み」が患者を殺す
久坂部羊
点滴は血を薄めるだけ、消毒は傷の治りを遅くする、抗がん剤ではがんは治らない……。日本医療を覆う、根拠のない幻想の実態に迫る！

982
「リスク」の食べ方
――食の安全・安心を考える
岩田健太郎
この食品で健康になれる！　危険だから食べるのを禁止する？　そんなに単純に食べ物の良い悪いは決められない。食品不安社会・日本で冷静に考えるための一冊。

919
脳からストレスを消す食事
武田英二
バランスのとれた脳によい食事「ブレインフード」が脳のストレスを消す！　老化やうつに打ち克ち、脳の健康を保つための食事法を、実践レシピとともに提示する。

1041
子どもが伸びる ほめる子育て
――データと実例が教えるツボ
太田肇
「ほめて育てる」のは意外と難しい。間違えると逆効果。どうしたら力を伸ばせるのか？　データと実例で「ほめ方」を解説し、無気力な子供を変える育て方を伝授！

1085
子育ての哲学
――主体的に生きる力を育む
山竹伸二
子どもに生きる力を身につけさせるにはどうすればよいか。「自由」と「主体性」を哲学的に考察し、よい子育てとは何か、子どもの真の幸せとは何かを問いなおす。